U0188161

青药十八味

青海省药品监督管理局
青海省药品检验检测院 ——编——

上海科学技术出版社

图书在版编目（ＣＩＰ）数据

青药十八味 / 青海省药品监督管理局，青海省药品
检验检测院编. -- 上海 ：上海科学技术出版社，2024.1
    ISBN 978-7-5478-6513-2

    Ⅰ．①青… Ⅱ．①青… ②青… Ⅲ．①藏医－中药材
－青海 Ⅳ．①R291.4

    中国国家版本馆CIP数据核字(2024)第022740号

审图号：青 S(2023)021 号

本书出版得到以下项目支持：
2022 年度青海省科技计划创新平台建设专项(2022 - ZJ - Y22)；
2022 年度青海省第三批科技计划项目(青科发规〔2022〕84 号)；
2021 年度青海省"昆仑英才·高端创新创业人才"计划。

青药十八味
青海省药品监督管理局
青海省药品检验检测院　编

上海世纪出版(集团)有限公司
上海 科 学 技 术 出 版 社　出版、发行
(上海市闵行区号景路 159 弄 A 座 9F - 10F)
邮政编码 201101　　www.sstp.cn
徐州绪权印刷有限公司印刷
开本 787×1092　1/16　印张 14.75
字数：300 千字
2024 年 1 月第 1 版　2024 年 1 月第 1 次印刷
ISBN 978 - 7 - 5478 - 6513 - 2/R·2948
定价：248.00 元

内容提要

青药十八味，简称"十八青药"，是由青海省林业和草原局等9个部门共同认定、发布的18种青海省主要道地中藏药材。作者通过考证本草历史、调研中藏药生产实际、开展生药学鉴定研究，并参考第四次全国中药资源普查结果编著而成本书。本书内容包括药材道地来源、道地历史、基原、生境与分布、产地加工、商品规格、药材产销、药材鉴别、质量控制、道地特征、混淆品与伪品、炮制加工、性味归经、功能主治、贮藏、附注共16项，并附图360余幅。全书图文并茂，相得益彰，全面诠释与打造"十八青药"道地品质与品牌效应。

本书可供中藏药种植、生产、经营、科研、教学、检验与监管等领域工作者参考阅读。

编委会

— 地图编制 —

设计：谭生玲　马　静

编绘：吴宜桐　张　燕　陈生莲

质检：张晓红　魏晓琴

审核：张燕梅　郭海峰

— 主编单位 —

青海省药品监督管理局

青海省药品检验检测院

国家药品监督管理局中药（藏药）质量控制重点实验室

青海省中藏药现代化研究重点实验室

青海省青藏高原中藏药材科研科普基地

— 主要参编人员单位 —

青海省林业和草原局

中国科学院西北高原生物研究所

青海省藏医药研究院

青海省中医院

青海省藏医院

青海师范大学

青海省地理空间和自然资源大数据中心

序 一

中医药是中华民族的瑰宝。党中央历来高度重视中医药事业发展，习近平总书记多次就做好中医药守正创新、促进中医药事业高质量发展做出重要指示批示。中共中央、国务院及国务院办公厅先后出台《关于促进中医药传承创新发展的意见》《关于加快中医药特色发展的若干政策措施》等政策文件，为充分传承、挖掘、创新传统中医药，促进我国中医药事业高质量发展，指明了方向，提供了遵循。

青海省地处青藏高原东北部，是中藏医药的重要传播地和发源地，独特的地理环境、自然条件和资源禀赋，孕育出种类繁多、品质优良的中藏药材，是高原药用植物的宝库。青海道地药材是高原各族人民在长期应用实践中得以传承发展、疗效显著的中藏药材品种，是中医药文化体系的重要组成部分，是青海省特色生物资源的精华，具有良好的使用价值和广泛的应用前景。为深入贯彻落实习近平新时代中国特色社会主义思想，贯彻落实党中央、国务院决策部署，推动青海中藏医药可持续发展，青海省委省政府先后印发《青海省扶持和促进中藏医药发展若干措施》《青海省促进中藏医药传承创新发展实施方案》《青海省关于加快中藏药材种植基地建设的意见》等。

青海省药品监管局认真落实省委省政府工作部署，坚持以高标准引领中藏药高质量发展。近年来，在制修订药品质量标准和推进提升青海省中藏药质量标准化、规范化、体系化建设方面，主动担当，积极作为，不断强化中药民族药院内制剂规范管理和注册备案管理，稳妥调整院内制剂调剂使用政策，健全完善中藏药饮片炮制规范制修订机制，探索推进中药配方颗粒规范管理，参与制定《青海省藏(蒙)医医疗机构制剂医保目录》《青海省藏医医疗机构中(藏)药饮片临床应用技术指南(2023版)》等，会同相关部门推动建立道地药材示范种植基地，依法监督实施《中药材生产质量管理规范》，全力推动青海省中藏医药在传承创新中高质量发展。青海省药品检验检测院充分发挥医药专业技术特长和检验检测资源优势，强化对中藏药标准化建设和质量控制研究，先后编写出版《柴达木枸杞》《青海道地药材志》《青海省藏药材标准》《青海省医疗机构制剂规范》等10余部专著，在不断探索检验科研新技术新方法的同时，为中藏药质量安全、标准化体系建设及现代化发展等提供了有力的技术支撑和技术保障。

　　"十八青药"是由青海省林业和草原局、青海省药品监督管理局等 9 个部门共同认定、发布的 18 种青海省主要道地中藏药材。为全面诠释这 18 种道地药材品质，打造道地文化，编委会通过考证本草历史、品种调研、资源分布考察、种植方法开展生药学鉴定，并参考第四次全国中药资源普查研究成果，编著了《青药十八味》。该书系统梳理汇总了"十八青药"基原、道地历史、生境与分布、药材鉴别、质量控制、炮制、性味归经、功能主治等道地特征，图文并茂，对 18 种道地药材的品种确立、质量评价、开发利用及资源保护作出科学阐述，体现了"十八青药"的道地品质。该书的出版，一方面可供中藏药种植、生产、经营、科研、教学、检验及监管等领域工作者参考阅读，成为行业人士的工具书；另一方面，对树立青海道地药材名片、打造青海道地药材品牌，将产生积极而长远的影响。更希望该书成为青海道地药材的大众科普读物。

青海省市场监督管理局党组成员、一级巡视员

青海省药品监督管理局党组书记、局长

2023 年 7 月

序 二

　　青海省是中国"生态大省"，被誉为"中华水塔"。南部是长江、黄河、澜沧江发源地三江源区域，北部横亘"生命之源"祁连山，东北部是中国内陆最大咸水湖青海湖，西部是中国"聚宝盆"柴达木盆地。动植物资源丰富，特有物种繁多，动植物地理成分复杂、分布交错、多样性丰富，是我国高原极地特有植物集中分布区和高山植物区系中心，也是世界上高山植物区系最丰富的区域之一。独特的高原冷凉性气候孕育了种类丰富、独具特色的药用植物资源，青海省共有中藏药植物资源1630余种，动物药154种、矿物药60余种，是国家道地中药材重要的产地之一。

　　青海省通过全面实施野生中藏药材资源保护工程，大力支持野生中藏药材的种植养殖基地建设，加强濒危和紧缺中藏药材资源的保护和野生抚育，增加中藏药材产量，有序建立中藏药材野生抚育区，努力保护中藏药野生资源及生态环境，青海省中藏药材资源可持续开发利用的良性发展格局初步形成。目前，中藏药材种植范围从最初的东部农业区已扩大到青海省各市州，已建成唐古特大黄、羌活、秦艽、枸杞、甘草等多个规范化种植基地，种植和野生抚育面积近2200平方千米。此外，药用动物养殖目前以麝类为主，白唇鹿、梅花鹿等养殖共同发展。青海省坚持生态产业化、产业生态化，依托山水林田湖草沙等特色生态资源，发挥优势潜力，大力发展特色经济林产业以及道地药材种植产业，依法规范经济型野生动物特色养殖产业，林草生态产业发展取得显著成效，已成为西部地区重要的药材集中种植区。

　　近年来，为深入贯彻习近平生态文明思想，全面落实习近平总书记对青海"三个最大"省情定位和"四地"建设重大要求，加快绿色有机农畜产品输出地建设，完善生态产品价值实现机制，推进"七个新高地""五个示范省"建设、"一优两高"和乡村振兴战略实施，青海省强化政策举措，全力推进青海道地中藏药材产业发展，在坚持保护优先的前提下，加强青海省中藏药材资源依法科学利用，进一步发挥自然条件特色优势和资源品种特色优势，培育青海道地药材特色产业，推动中藏药材产业高质量发展。青海省林业和草原局、青海省发展和改革委员会、青海省科学技术厅、青海省工业和信息化厅、青海省农业农村厅、青海省商务厅、青海省卫生健康委员会、青海省市场监督管理局、青海省药品监督管理局等 9 个部门共同认定冬虫夏草、枸杞、唐古特大黄、青贝母、秦艽、羌活、麝香、锁阳、沙棘、獐牙菜（藏茵陈）、黄芪、红景天、甘松、当归、水母雪莲、铁棒锤、川赤芍、西南手参等 18 种药材为青海省主要道地中藏药材，即"十八青药"。

　　青海省药品检验检测院组织编写《青药十八味》，从青海道地药材的来源、本草考证、基原形态、生境分布、产地加工、商品规格、药材产销、药材鉴定、质量控制等方面做了介绍。全书特色鲜明、内容翔实、图文并茂、叙述简明，既注重创新性和先进性，也具有较强的实用性，对发展青海中藏药产业、指导群众种植道地药材，提升和扩大青海道地"青药品牌"影响力，必将产生积极的作用和深远的意义。同时，该书也是广大中藏医药从业者和爱好者可读性强的参考书，特推荐给大家阅读使用。欣喜之余，为之作序。

青海省林业和草原局副局长、一级巡视员

邓尔平

2023 年 7 月

前　言

　　青海省位于"世界屋脊"青藏高原东北部,境内有昆仑山、阿尔金山、祁连山、唐古拉山等山脉,连绵的冰川和雪山使青海成为长江、黄河和澜沧江的"三江发源地",东北隅有青海湖。高山大川间河流密布,湖泊与沼泽众多,拥有世界最大面积的高原湿地、高寒草原、灌丛和森林等生态系统,构成青南高原、柴达木盆地、祁连山地、青海湖盆地和湟水谷地五大生态板块,是联合国公认的四大无公害超净区之一。

　　复杂多样的自然环境和独特的气候使青海成为生物多样性的代表区域,孕育着高原特有的植物、动物和矿产资源,生态地位极其重要而特殊。高原气候孕育出种类丰富、独具特色的药用植物资源,据第四次全国中药资源普查数据统计,青海有药用植物 1 636 种,重点品种 80 余种;药用矿物 60 余种;药用动物 150 余种。高寒低氧、日照时间长、紫外线强、昼夜温差大等特点也使青海分布的药用植物表现出资源类群多样、特有资源不可替代、功效作用显著等资源优势和特点,独特的生态环境为药用植物的生长提供了优势条件,成为中药民族药道地药材产地之一。

　　青海省政府坚持把中藏药产业发展作为保护生态、发展经济、精准扶贫和乡村振兴的大事要事来抓,出台实施多项关于中藏药产业发展的实施意见和发展规划,制定了"东部沙棘,西部枸杞"等多项林业生态与药材种植政策,通过政策支持、示范带动、项目支撑、品牌建设,推动了中藏药种植和生产的高质量发展。青海省依托自然条件和资源优势,道地药材的发展取得可喜成果,据人工种植中藏药材监测和统计,2018 年青海省种植药材面积约为 341 万亩,其中枸杞种植面积约 75 万亩;沙棘林面积约 241 万亩,含人工种植林约 130 万亩,约占全国沙棘总面积的三分之一;大黄、黄芪、当归等中藏药材种植面积约为 25 万亩。2022 年青海省种植药材面积约 333 万亩,受价格和相关政策影响,种植面积和数量有所减少。青海省现已成为全国最大的枸杞种植和有机枸杞生产基地、全国沙棘产业发展重点省份以及当归、黄芪的西部重要种植区。此外,青海药用动物养殖目前以麝为主,白唇鹿、马鹿、梅花鹿、藏雪鸡等养殖共同发展,青海省共有养殖基地 67 个,其中林麝养殖基地 4 个。青海连续 3 年举办冬虫夏草鲜草节和鲜草季系列活动,累计交易额达 110 亿元,培育形成采集、加工、销售全链条产业体系,产区面积达 7000 万亩,产量占全国冬虫夏草总产量的 60%以上,有 200 多万农牧民从冬虫夏草产业发展中受益。中藏药产业发展为青海省经济社会发展、脱贫攻坚、乡村振兴做出积极贡献。

以冬虫夏草、枸杞子、沙棘、大黄等优质道地药材为典范,推进产业发展和品牌建设,提高竞争实力,是发展青海道地药材的有效举措。青海省率先在全国启动有机枸杞基地认定工作,全面推进有机枸杞基地建设和产业发展。加大"青海省冬虫夏草"品牌宣传推广,力争将生态优势充分转化为市场竞争优势,打响"青字号"绿色生态产品招牌。近年来,药品监管部门发挥技术优势,大力加强地方药材质量标准制修订力度,积极促进科技创新及成果转化,先后颁布实施青海省地方标准 42 项,青海省医疗机构制剂标准 104 项,中药配方颗粒标准 292 项,有效提升了科学监管水平。2021 年,青海省林业和草原局、青海省卫生健康委员会、青海省药品监督管理局等 9 个部门,联合发布冬虫夏草、枸杞、唐古特大黄、青贝母、秦艽、羌活、麝香、锁阳、沙棘、獐牙菜(藏茵陈)、黄芪、红景天、甘松、当归、水母雪莲、铁棒锤、川赤芍、西南手参 18 种药材为青海省主要道地中藏药材,即"十八青药"。青海省坚持"传承精华、守正创新"发展思路,立足本地实际、突出产业优势、科学规划布局、强化协同合作、创新发展模式,多措并举打造中藏药全产业链发展格局,助力道地药材产业高质量发展。

为进一步落实青海省委省政府《关于扶持和促进中藏药发展的若干措施》等相关政策,青海省药品监督管理局依托独特的高原自然条件和动植物资源优势,把中藏药产业发展和资源开发利用作为特色产业和新的经济增长点来抓,对中藏药种植、生产、经营、使用、产品标准控制等链条过程制定了许多相关管理规定,以促进青海中藏药产业高质量发展。近年来,出台了《青海省藏药材标准》,逐步解决了中藏药材生产中"非标"问题,适应了中藏药不断发展和增长的形势需求。青海省药品检测院围绕药品的质量标准提升和道地药材开发利用,积极与中国科学院西北高原生物研究所、青海大学、青海民族大学等部门合作开展系列科研工作,不断为青海中藏药产业提供标准支撑与技术服务。青海省药品检验检测院技术人员依托"2022 年度青海省科技计划创新平台建设专项(2022 - ZJ - Y22)""2022 年度青海省第三批科技计划项目(青科发规〔2022〕84 号)""2021 年度青海省'昆仑英才·高端创新创业人才'计划"支持,编写《青药十八味》,目的在于全面诠释和打造青海道地药材品质与品牌。青海道地药材经各族群众与历代医药学者千百年临床验证总结而来,我国道地药材权威专家胡世林曾言"秦羌之药,经久不衰","十八青药"以"青字号"命名道地药材是历史先例。本书调研药材生产实际,介绍生境与分布、药材产销、道地特征、功能主治等内容,并结合第四次全国中药资源普查成果,对每味药材进行本草考证,翔实论述来源、功效、品质与产地的历史沿革,阐明了每味药材的性状、鉴别要点及其他质量控制指标,尤其是显微特征和常见混伪品鉴别,旨在正本清源、择优而用,固化药材道地品质,树立"十八青药"品牌,推动青海道地药材传承与发展。

本书附图 360 余幅,由青海省药品检验检测院科技工作者及摄影爱好者在品种调研与生药学鉴定中拍摄。

本书对中藏药材生产经营、科研教学、检验检测、监督管理等行业具有重要参考价值。因作者学识能力有限,素材不足,本书欠缺之处在所难免,诚望读者不吝指教,在此深表感谢。

编者

2023 年 11 月

编写说明

本书分总论和各论。总论详细记述青海自然生态概况与野生药用植物资源;各论中分别介绍 18 种青海省道地药材品种,诠释青海十八味道地药材品质,突出历史考证与生药鉴定,介绍道地文化与品牌,以期对青海省生态林业建设、中藏药资源开发保护与产业高质量发展产生推动作用。

1. **品种来源** 本书收录的冬虫夏草、枸杞子、大黄、川贝母、秦艽、羌活、麝香、锁阳、沙棘、藏茵陈(獐牙菜)、黄芪、红景天、甘松、当归、水母雪莲、铁棒锤、川赤芍、西南手参 18 味道地药材,是经青海省林业和草原局联合省内 9 个部门,组织专家推荐、评审并共同认定的,发布的《关于认定青海省主要道地中藏药材(十八青药)的通知》(以下简称青林改〔2021〕865号)文件,确认了青海省主要道地十八味药材。书中对每味药材按道地来源、道地历史考证、原植物基源、生境与分布、产地加工、商品规格、药材产销、药材鉴别、质量控制、道地特征、混淆品与伪品、炮制、性味与归经、功能主治、贮藏顺序叙述。从保护野生动物角度出发,麝香仅列部分项叙述。

2. **药材名称** 本书所列药材名称包括汉文名、汉语拼音和药材拉丁名。正名多以《中华人民共和国药典》、局(部)颁国家标准及青海省药材标准为依据,个别品种以地方常用名称为准,如麻花艽、藏茵陈的收载。药材名下对青林改〔2021〕865 号文介绍的 18 味药的基原物种、道地品质进行诠释、考证、补充、完善,以达到正本清源之目的。

3. **道地来源** 植物药记录科名、植物名、拉丁学名及药用部位;动物药加注所属纲、目名;同一名称药材有两种以上动植物来源者,则依次一并记载。道地来源参照青林改〔2021〕865 号文件内容,以国家药品标准和青海药材标准为依据,对在青海地区主要生产经营的药材基原物种为选择标准收载。

4. **道地历史** 主要摘引古今本草对有关药材品种、形态、功效、道地品质的记述,系统梳理各药材始载本草及历代用药沿革,考证总结药材道地性、功效历史变迁、产地的记载。清代以前为古本草,清代以后为现代本草,按时间顺序记述该药材在青海历史上应用背景及道地品质的形成与发展。

5. 基原 描述各药材原植(动)物各器官的主要特征,并附在青海生镜中拍照的形态图照。以《中国植物志》《青海植物志》《青海动物志》为主要参考文献,按分类要求书写。多基原品种重点描述主流商品来源及形态特征,简要叙述其他主要特征。

6. 生境与分布 结合第四次全国中药资源普查结果,广泛综合业内科研工作者多年调查研究数据,介绍每个品种分布的地区、地貌、海拔、气候、土壤、植被、主产区等。

7. 产地加工 记述各药材在青海的主要产地、集散地及采收季节,对各药材种植栽培地的加工方法进行总结、归纳整理。

8. 商品规格 参考《中药材商品规格等级标准汇编》,结合青海药材种植加工生产实际,介绍不同等级商品规格。其中部分品种有国家与青海商品规格之分,对不分等级者均列为统货。

9. 药材产销 包括药材主产地域、产量、价格、商品主要流向、产量产销的情况变化以及趋势发展预测。

10. 药材鉴别 包括性状与显微鉴别。药材性状按形状、大小、颜色、表面特征、质地、断面、气味进行描述,部分药材有传统经典鉴别术语。显微鉴别包括粉末和横切面鉴别。性状与显微鉴别附有图照,图照内容为青海省药品检验检测院实验研究结果。

11. 质量控制与道地特征 每味药材质量须符合《中华人民共和国药典》、国家药品标准或青海省药品标准的规定,包括水分、浸出物、杂质、重金属及有害元素、含量测定等限值指标。每味药材列出道地特征,主要介绍传统质量评价方法与指标,记述中药经验鉴别中认为品质较好的特点,包括形态、颜色、质地、气味等,通常以"优""佳"表述。

12. 混淆品与伪品 记述市场上流通、与正品药材外观相似、但不符合国家及青海地方药品标准的伪品及混淆品。介绍其性状鉴别要点,便于读者区别真伪,保护并科学利用道地药材。

13. 炮制、性味与归经、功能主治 炮制、性味、归经及功能主治参考《中华人民共和国药典》及国家药品标准、《青海省藏药材标准》《青海省藏药炮制规范》等法定药品标准汇总编写。

14. 贮藏 记述在高原地区保证药材质量安全与成分稳定的贮存方法与条件。

15. 附注 记述个别药材同科属药用植物在青海的分布、药用情况,或者介绍新的药用部位,替代品和其他需要说明的问题。

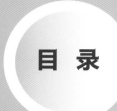

目　录

总　论

青海药用资源

各　论

十八青药

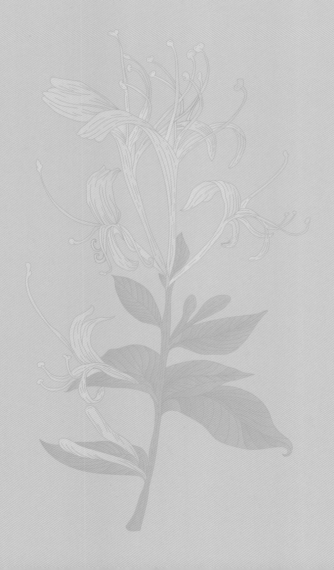

总论

青海药用资源

第一章 青海自然生态

青海省位于中国西北部，雄踞世界屋脊青藏高原东北部。因境内的青海湖而得名。青海是长江、黄河、澜沧江的发源地，故被称为"三江源"，素有"中华水塔""千山之宗，万水之源"之美誉。青海省地理位置为东经89°35′～103°04′、北纬31°36′～39°19′，东西长1200多千米，南北宽800多千米，总面积72万平方千米，面积位列全国各省（自治区、直辖市）的第四位。青海省北部、东部同甘肃相接，西北部与新疆相邻，南部、西南部与西藏毗连，东南部与四川接壤，是联结西藏、新疆与内地的纽带，也是我国西部重要的生态屏障，其生态对调节区域气候环境起着重要作用。随着天然林保护、退耕还林、退牧还草等多项国家重大生态建设工程的实施，青海省的生态系统正在逐步恢复，其涵养水源、保持土壤、碳汇、保护生物多样性等生态系统服务价值得到进一步发挥。

一、自然地理

青海省山脉、湖泊众多，峡谷、盆地遍布，境内主要有祁连山、巴颜喀拉山、阿尼玛卿山、唐古拉山等山脉，有我国最大的内陆咸水湖青海湖，以及誉为"聚宝盆"的柴达木盆地。青海省地貌的五分之四以上地区为高原，东部多山，海拔较低，西部为高原和盆地；境内的山脉，有东西向、南北向两组，构成了青海的地貌骨架。青海省兼有青藏高原、内陆干旱盆地和黄土高原三种地形地貌，汇聚大陆季风性气候、内陆干旱气候和青藏高原气候三种气候形态，地区间差异大，垂直变化明显。

二、地形地貌

青海省地势总体呈西高东低，南北高中部低的态势，西部海拔高峻，向东倾斜，呈梯形下降，东部地区为青藏高原向黄土高原过渡地带，地形复杂，地貌多样。青海省平均海拔3000 m以上，省内海拔3000 m以下地区面积为11.1万平方千米；海拔3000～5000 m地区面积为53.2万平方千米；海拔5000 m以上地区面积为5.4万平方千米。青南高原平均海拔超过4000 m，面积占青海省总面积的一半以上；河湟谷地海拔较低，多在2000 m。省内有平原、山地、丘陵和台地,其中山地和丘陵地形占约65%。

三、气候

　　青海省深居内陆,属典型的高原大陆性气候,其特征是干寒、少雨、多风、缺氧,日照时间长,气温温差大,秋冬季较长,春夏季较短且凉爽,省会西宁市及海东地区夏无酷暑,冬无严寒。

　　年平均气温受地形的影响,其总的分布形式是北高南低。青海省境内各地区年平均气温为-5.1~9.0℃,年平均气温在0℃以下的祁连山区、青南高原面积占青海省面积的2/3以上,较暖的东部湟水、黄河谷地年平均气温为6~9℃。青海省年降水量总的分布趋势是由东南向西北逐渐减少,境内绝大部分地区年降水量在400 mm以下,祁连山区为410~520 mm,东南部的久治、班玛一带超过600 mm,其中久治为降水量最大的地区,年平均降水量达到745 mm;柴达木盆地年降水量为17~182 mm,盆地西北部少于50 mm,其中冷湖为降水最少的地区。无霜期东部农业区为3~5个月,其他地区仅1~2个月,三江源部分地区无绝对无霜期。青海省年太阳辐射总量仅次于西藏高原,平均年辐射总量可达5 860~7 400 MJ/m²,日照时数为2 336~3 341 h,太阳能资源丰富。近年来,青海省气温升高、降水量增加,加之生态建设保护工程的实施,青海省生态环境得到明显改善。

四、生态区域

　　1. 三江源草原湿地生态功能区　包括玉树州、果洛州、黄南州、唐古拉山以北地区和海南州共和县、贵德县、贵南县、兴海县、同德县以及海西州南部昆仑山南麓区域,涵盖了森林495平方千米、湿地29 843平方千米、草地86 832平方千米、冰川雪山和荒漠833平方千米,总面积12万多平方千米。分布动物150多种,植物820多种,高寒草原湿地分布最广。

　　2. 青海湖生物多样性保护生态功能区　范围涉及海北州刚察县、海晏县以及海南州共和县和海西州天峻县的部分区域,以草原湿地为主,青海湖东岸和共和盆地土地荒(沙)漠化严重。青海湖流域面积2.96万平方千米。该区域有植物445种,动物473种,鸟类种类丰富。作为青海省建立的第一个自然保护区,近十年来湿地和高密度植被覆盖面积持续增加,沙化、盐碱化土地持续减少,生物多样性丰富度明显提升。

　　3. 祁连山冰川与水源涵养生态功能区　范围涉及海北州祁连县、门源全部,刚察县、海东市互助县、海西州德令哈、天峻县的部分地区,以森林生态系统为主,是中国西部重要的水源涵养区,也是生态安全天然屏障。主要河流有黑河、大通河等7条河流,湿地总面积3 998平方千米,草地和森林面积达10 072平方千米,林地1 524平方千米。野生动植物丰富,动物约294种,国家一级重点保护野生动物雪豹、白唇鹿、马麝、黑颈鹤、金雕、白肩雕、玉带海雕等均有分布,野生植物1 274种。

　　4. 黄土丘陵农业生态功能区　包括西宁市、海东市以及海北州海晏县的一部分。该区域有河湟谷地、高山地带、森林等,植物种类丰富多样,约有1120种,也是药用植物种植重点区域之一。

5.柴达木盆地荒漠生态功能区 包括海西州格尔木市、德令哈市、乌兰县、天峻县、都兰县、茫崖行委、大柴旦行委、冷湖行委,在地理上属于柴达木盆地,属荒漠生态系统,区内植被稀疏、降水少,土地荒(沙)漠化严重,是青海沙漠化防治重点区域。戈壁、荒漠、盐沼地广布,总面积25万多平方千米,有药用植物657种(祁迎林,2008)。

五、生态对药材质量的影响

草木有本心,生态出良药。青海高原特殊的位置与自然条件培育了丰富的农业、畜牧业、林业、盐湖矿业、水利等资源,更好地孕育了动物、植物资源,青海药用资源种类十分丰富,分布广,储存量大,是发展中藏药产业的基础和保障。随着中药资源生态理论进一步发展,国内外学者逐步认识到青海省的特殊生境如高山林密,荒坡野地多,土壤贫瘠,海拔高,温差大,日照辐射强,气候极端等环境,对动植物生长有很好的"逆境效应",这种生态环境特征有利于胁迫植物次生代谢产物的积累,造就了青海药用动植物资源优于其他地区,而且具有活性强,药用成分含量高的特点,可谓"高寒出好药"。青海省不仅药用品种丰富,部分道地药材备受历代医家青睐,成为中藏医药的主要发源地和传播地之一。

总体来说,青海的生态环境有森林、河流、湿地、高寒草甸和草原、高山流石滩、农田等,孕育了丰富的动植物种类,也为药用或道地药材资源的形成发展奠定了生态基础。其生态特征见图1-1至图1-34。

(一) 河流

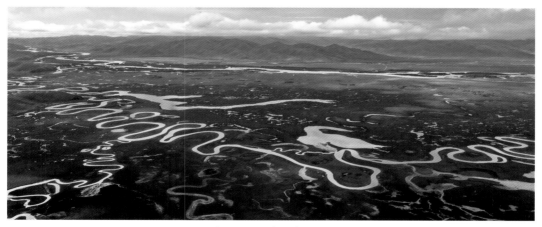

▲ 图1-1 玛多县黄河源头一

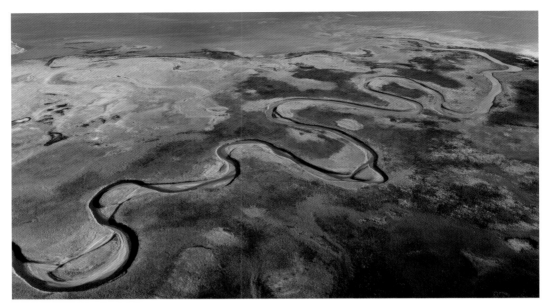

▲ 图1-2 玛多县黄河源头二

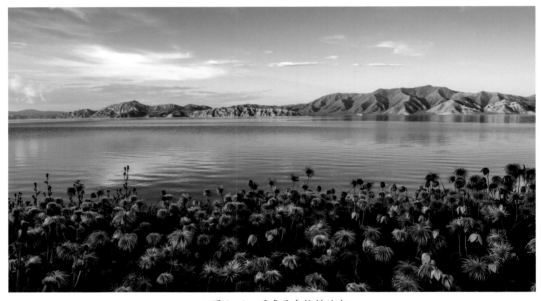

▲ 图1-3 玛多县冬格措纳湖

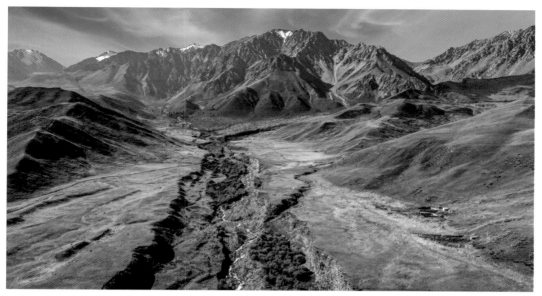

▲ 图1-4　祁连县黑河大峡谷

（二）山峰

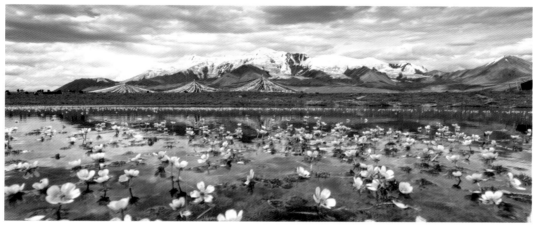

▲ 图1-5　玛沁县阿尼玛卿雪山

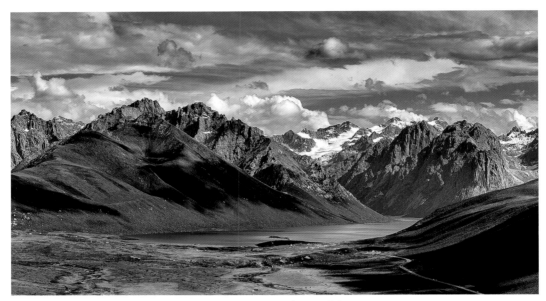

▲ 图1-6 久治县年保玉则雪山

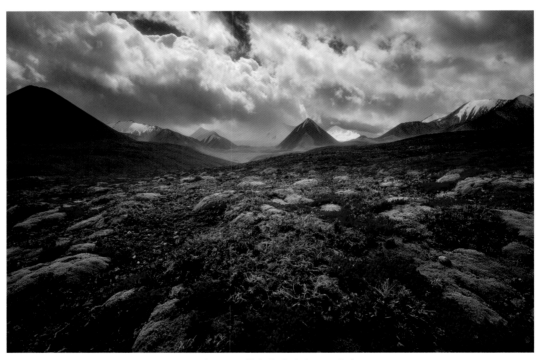

▲ 图1-7 格尔木市昆仑山玉虚峰

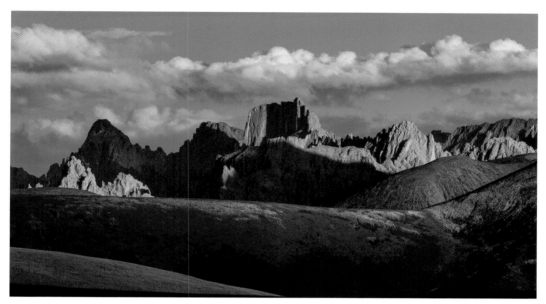

▲ 图1-8　班玛县雪山

（三）草原

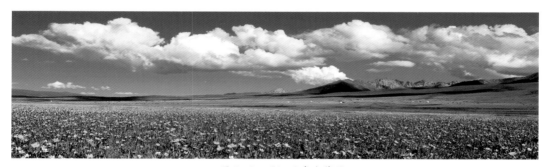

▲ 图1-9　玛沁县青南草原

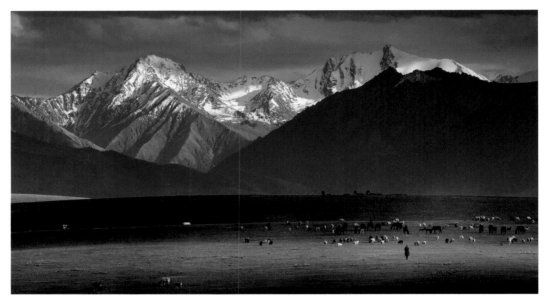

▲ 图 1-10　曲麻莱县草原

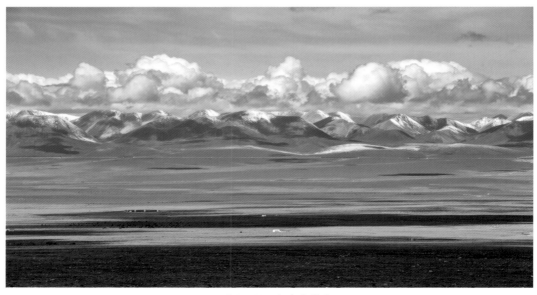

▲ 图 1-11　祁连县草原

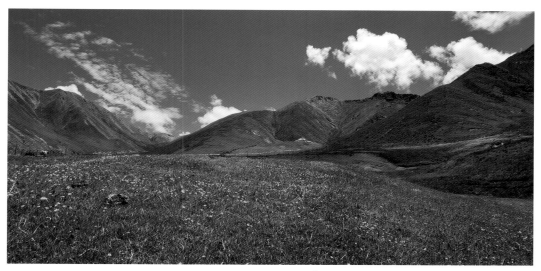

▲ 图1-12　门源县草原

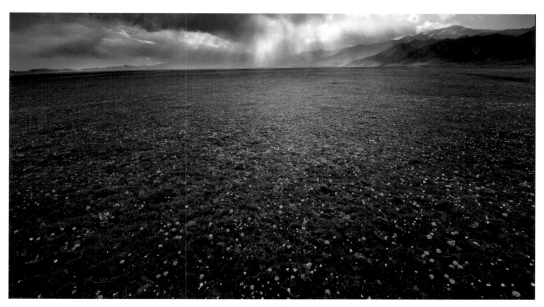

▲ 图1-13　都兰县草原

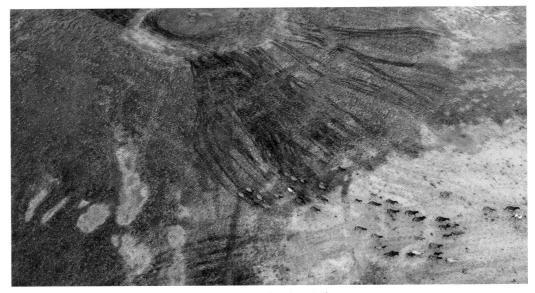

▲ 图 1-14　柴达木盆地草原

（四）湿地

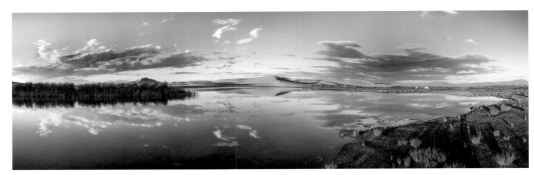

▲ 图 1-15　青海湖湿地一

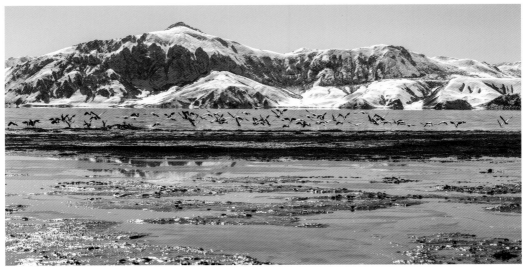

▲ 图 1-16　青海湖湿地二

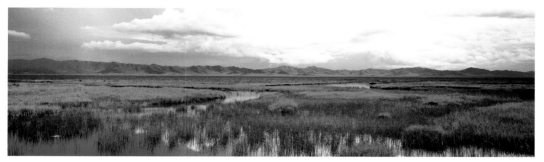

▲ 图 1-17　青海湖农场湿地

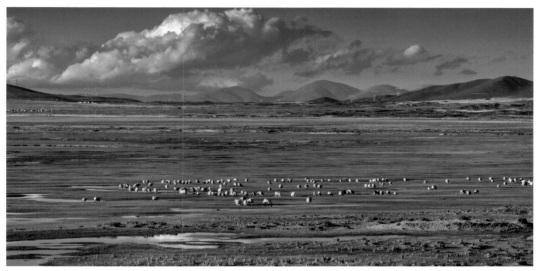

▲ 图 1-18　玛多县冬格措纳湿地

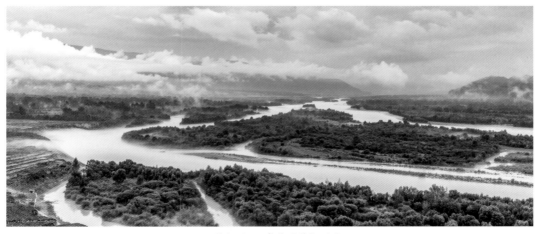

▲ 图 1-19　贵德县黄河湿地

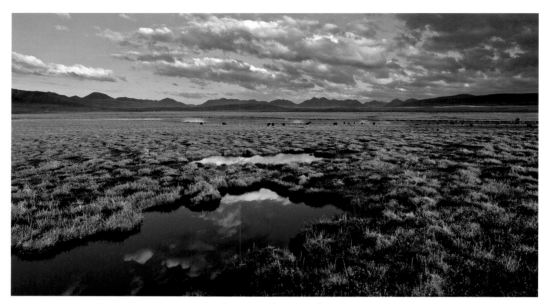

▲ 图 1-20　达日县尼多湿地

（五）盐湖

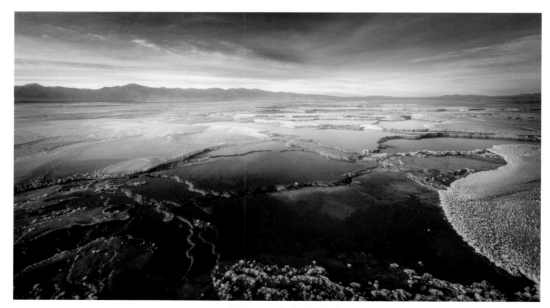

▲ 图 1-21　乌兰县卤水湖

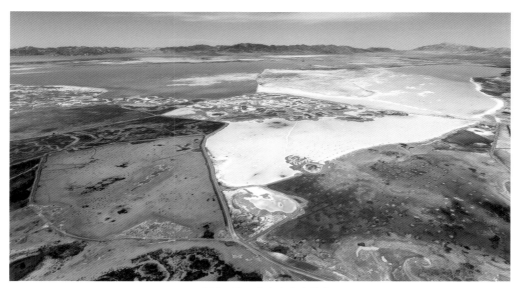

▲ 图1-22　柴达木盆地盐湖

（六）戈壁

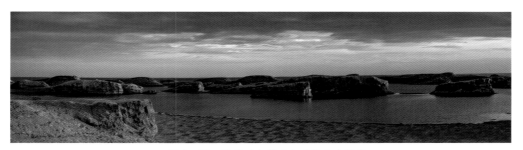

▲ 图1-23　海西州大柴旦行政区水上雅丹

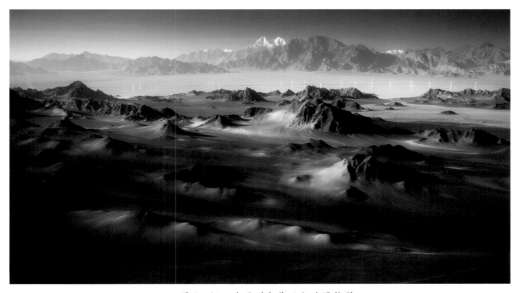

▲ 图1-24　海西州大柴旦行政区戈壁

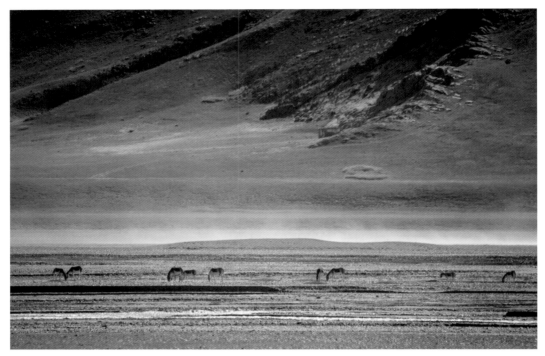

▲ 图1-25 海西州昆仑山戈壁

（七）流石滩

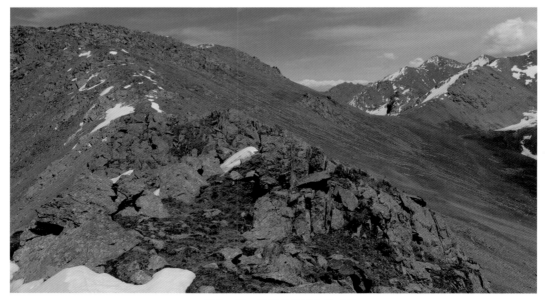

▲ 图1-26 门源县达坂山流石滩

（八）森林

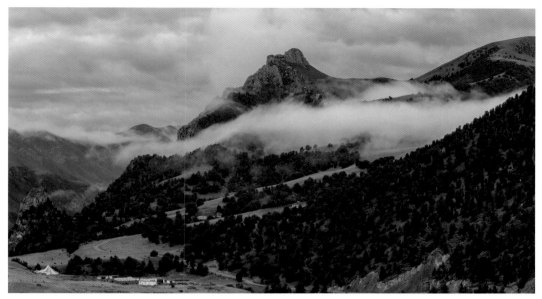

▲ 图1-27 杂多县昂赛森林

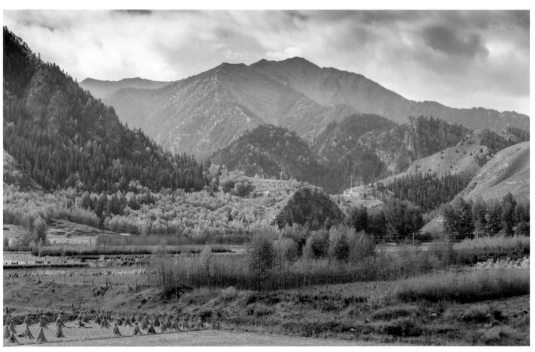

▲ 图1-28 互助县北山林场

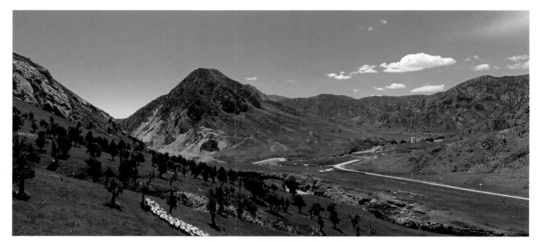

▲ 图1-29 德令哈市柏树山森林

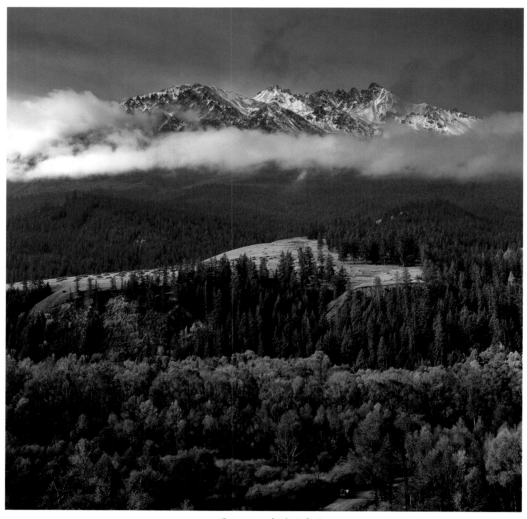

▲ 图1-30 祁连县森林

（九）农田

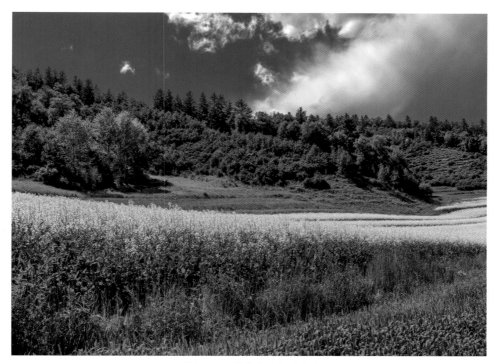

▲ 图 1-31　海东市乐都区农业区

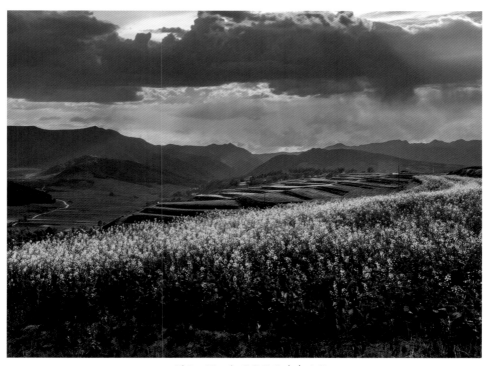

▲ 图 1-32　大通县逊让乡农业区

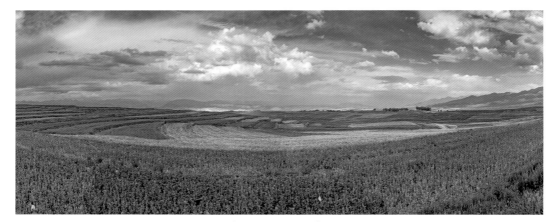

▲ 图 1-33　门源县农业区

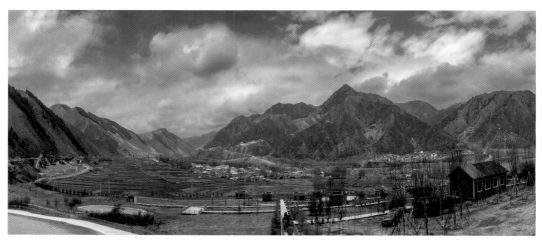

▲ 图 1-34　同仁县农业区

第二章 ↓ 青海野生药用资源种类

一、药用资源物种

青海有中藏药用植物物种资源 2 085 种,隶属 191 科 692 属。其中菌类 1 科 35 属 50 种;地衣类 4 科 4 属 6 种;苔藓类 5 科 5 属 5 种;蕨类 30 科 55 属 118 种;裸子植物 5 种 12 属 47 种 3 变种;被子植物 131 科 581 属 1 895 种 141 变种。此外,尚有动物药 57 科 111 属 159 种;矿物药 80 余种(孙泰佟,2013)。在第四次全国中药资源普查中,普查到野生药用植物 1 636 种,隶属 126 科 554 属;矿物药 60 种;以往调查发现动物药 154 种。

二、药用资源区系

青海药用资源有 4 个区划:一是东北部药材区,该区位于大通河、湟水河、黄河流域,分布种类多,品种数在 1 200 种左右,该区气候温暖,人口稠密,虽然品种多,但药材资源较少。二是青南高原区,品种数为 450～600 种。三是柴达木盆地区,该区种类较贫乏,品种数约为 250 种(马庆红,2006)。四是青海湖环湖野生兼种植区,品种数约为 150 种。

三、药用资源特点

青海省特有的植物种类,久负盛名的有唐古特大黄 *Rheum tanguticum*、麻花艽 *Gentiana straminea*、甘松 *Nardostachys chinensis*、羌活 *Notopterygium incisium*、甘草 *Glycyrrhiza uralensis*、贝母 *Fritillaria*、宁夏枸杞 *Lycium barbarum*、唐古特红景天 *Rhodiola algida*、唐古特莨菪 *Anisodus tanguticus*、中麻黄 *Ephedra intermedia*、抱茎獐牙菜 *Swertia franchetiana*、水母雪莲 *Saussurea medusa*、党参 *Codonopsis pilosula*、当归 *Angelica sinensis*、锁阳 *Cynomorium songaricum* 等。菊科、禾本科、豆科、莎草科为青海分布大科,药用植物资源较多。

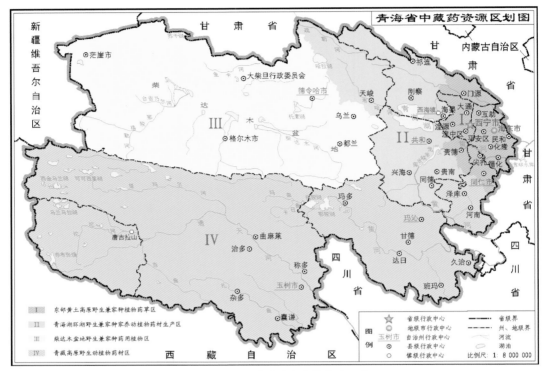

▲ 图2-1　青海省中藏药资源区划

青海常见药用植物见图2-2至图2-81。

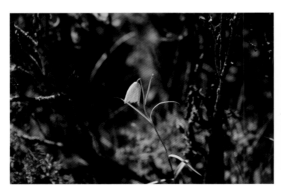

▲ 图2-2　甘肃贝母 *Fritillaria przewalskii* Maxim. ex Batalin（百合科　贝母属）

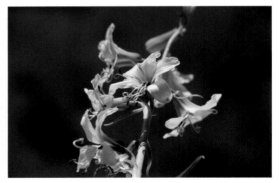

▲ 图2-3　假百合 *Notholirion bulbuliferum*（Lingelsh.）Stearn（百合科　假百合属）

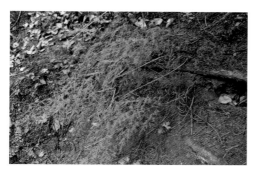

▲ 图2-4 攀援天门冬 *Asparagus brachyphyllus* Turcz.（百合科 天门冬属）

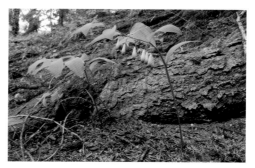

▲ 图2-5 玉竹 *Polygonatum odoratum*（Mill.） Druce（百合科 黄精属）

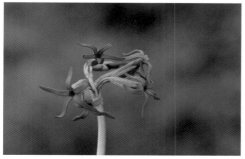

▲ 图2-6 甘青报春 *Primula tangutica* Duthie （报春花科 报春花属）

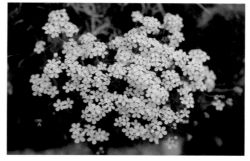

▲ 图2-7 西藏点地梅 *Androsace mariae* Kanitz （报春花科 点地梅属）

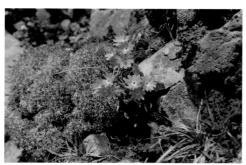

▲ 图2-8 狭萼报春 *Primula stenocalyx* Maxim.（报春花科 报春花属）

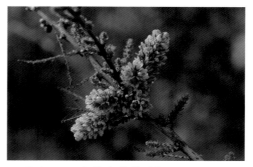

▲ 图2-9 宽苞水柏枝 *Myricaria bracteata* Royle（柽柳科 水柏枝属）

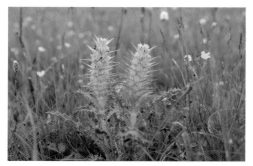

▲ 图2-10 青海刺参 *Morina kokonorica* Hao （川续断科 刺续断属）

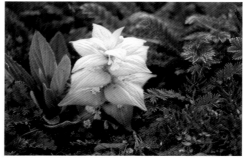

▲ 图2-11 白苞筋骨草 *Ajuga lupulina* Maxim.（唇形科 筋骨草属）

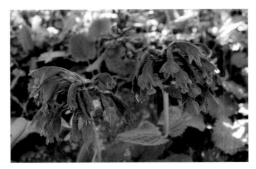

▲ 图 2-12 岷山毛建草 *Dracocephalum purdomii* W. W. Sm.(唇形科 青兰属)

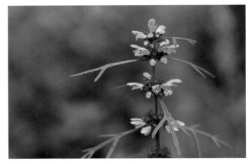

▲ 图 2-13 细叶益母草 *Leonurus sibiricus* L.(唇形科 益母草属)

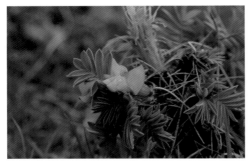

▲ 图 2-14 鬼箭锦鸡儿 *Caragana jubata* (Pall.) Poir.(豆科 锦鸡儿属)

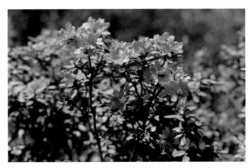

▲ 图 2-15 千里香杜鹃 *Rhododendron thymifolium* Maxim.(杜鹃花科 杜鹃属)

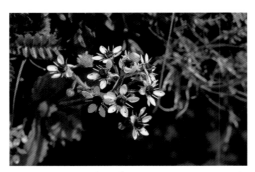

▲ 图 2-16 黑虎耳草 *Saxifraga atrata* Engl.(虎耳草科 虎耳草属)

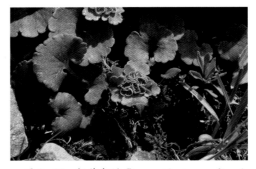

▲ 图 2-17 裸茎金腰 *Chrysosplenium nudicaule* Bunge(虎耳草科 金腰属)

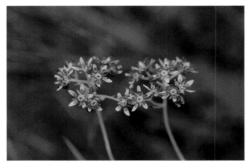

▲ 图 2-18 唐古特虎耳草 *Saxifraga tangutica* Engl.(虎耳草科 虎耳草属)

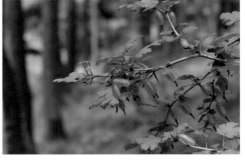

▲ 图 2-19 长果茶藨子 *Ribes stenocarpum* Maxim.(虎耳草科 茶藨子属)

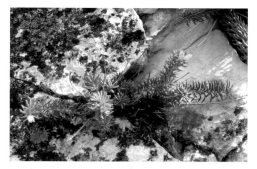

▲ 图 2 - 20　小丛红景天 *Rhodiola dumulosa*
（Franch.）S. H. Fu（景天科　红景天属）

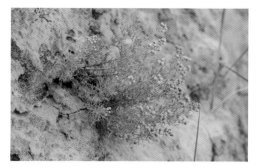

▲ 图 2 - 21　灌木亚菊 *Ajania fruticulosa*（Ledeb.）
Poljak.（菊科　亚菊属）

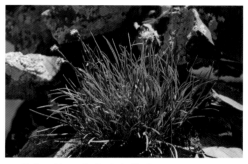

▲ 图 2 - 22　禾叶风毛菊 *Saussurea graminea*
Dunn（菊科　风毛菊属）

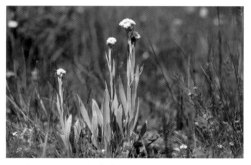

▲ 图 2 - 23　乳白香青 *Anaphalis lactea* Maxim.
（菊科　香青属）

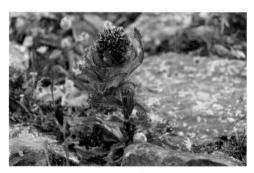

▲ 图 2 - 24　唐古特雪莲 *Saussurea tangutica*
Maxim.（菊科　风毛菊属）

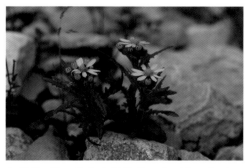

▲ 图 2 - 25　天山千里光 *Senecio thianschanicus*
Regel & Schmalh.（菊科　千里光属）

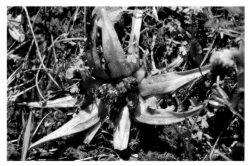

▲ 图 2 - 26　星状雪兔子 *Saussurea stella* Maxim.
（菊科　风毛菊属）

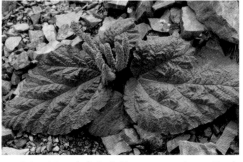

▲ 图 2 - 27　穗序大黄 *Rheum spiciforme* Royle
（蓼科　大黄属）

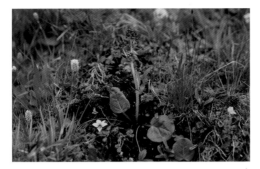

▲ 图 2-28　小大黄 *Rheum pumilum* Maxim.（蓼科　大黄属）

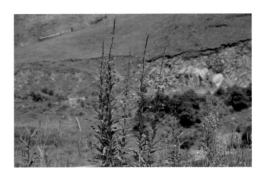

▲ 图 2-29　柳兰 *Epilobium angustifolium* L.（柳叶菜科　柳叶菜属）

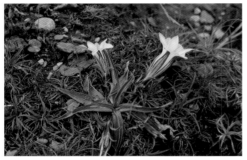

▲ 图 2-30　大花龙胆 *Gentiana szechenyii* Kanitz（龙胆科　龙胆属）

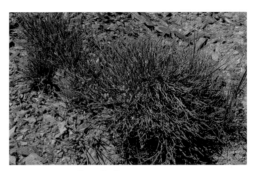

▲ 图 2-31　单子麻黄 *Ephedra monosperma* C. A. Mey.（麻黄科　麻黄属）

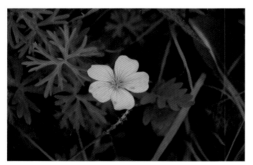

▲ 图 2-32　甘青老鹳草 *Geranium pylzowianum* Maxim.（牻牛儿苗科　老鹳草属）

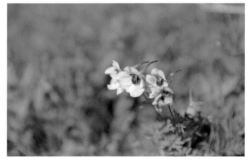

▲ 图 2-33　白蓝翠雀花 *Delphinium albocoeruleum* Maxim.（毛茛科　翠雀属）

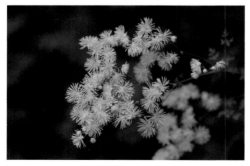

▲ 图 2-34　贝加尔唐松草 *Thalictrum baicalense* Turcz. ex Ledeb.（毛茛科　唐松草属）

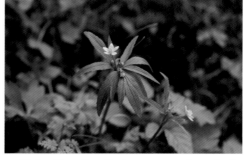

▲ 图 2-35　草玉梅 *Anemone rivularis* Buch.-Ham. ex DC.（毛茛科　银莲花属）

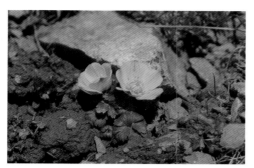

▲ 图 2-36　矮金莲花 *Trollius farreri* Stapf（毛茛科　金莲花属）

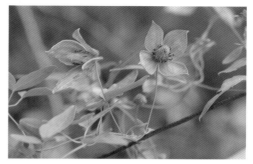

▲ 图 2-37　粉绿铁线莲 *Clematis glauca* Willd.（毛茛科　铁线莲属）

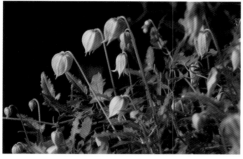

▲ 图 2-38　甘青铁线莲 *Clematis tangutica*（Maxim.）Korsh.（毛茛科　铁线莲属）

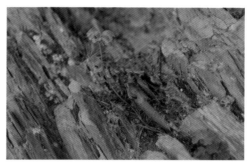

▲ 图 2-39　甘青乌头 *Aconitum tanguticum*（Maxim.）Stapf（毛茛科　乌头属）

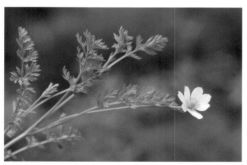

▲ 图 2-40　蓝侧金盏花 *Adonis caerulea* Maxim.（毛茛科　侧金盏花属）

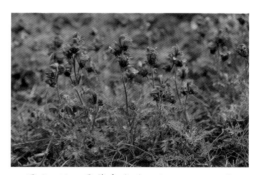

▲ 图 2-41　露蕊乌头 *Aconitum gymnandrum* Maxim.（毛茛科　乌头属）

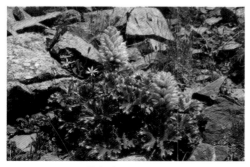

▲ 图 2-42　毛翠雀花 *Delphinium trichophorum* Franch.（毛茛科　翠雀属）

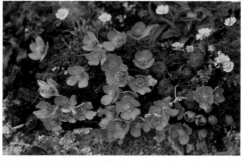

▲ 图 2-43　拟楼斗菜 *Paraquilegia microphylla*（Royle）J. R. Drumm. & Hutch.（毛茛科　拟楼斗菜属）

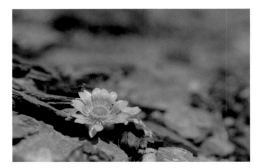

▲ 图 2-44 鸦跖花 *Oxygraphis glacialis* Bunge（毛茛科 鸦跖花属）

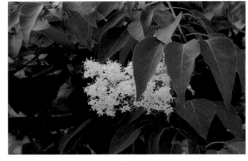

▲ 图 2-45 暴马丁香 *Syringa reticulata* var. *amurensis*（Rupr.）J. S. Pringle(木樨科 丁香属)

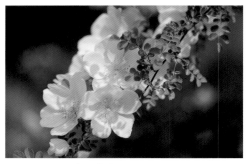

▲ 图 2-46 单瓣黄刺玫 *Rosa xanthina* f. *normalis* Rehder & E. H. Wilson(蔷薇科 蔷薇属)

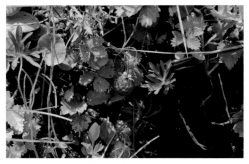

▲ 图 2-47 东方草莓 *Fragaria orientalis* Losinsk.（蔷薇科 草莓属）

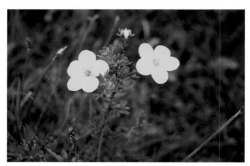

▲ 图 2-48 金露梅 *Potentilla fruticosa* L.（蔷薇科 委陵菜属）

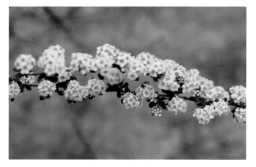

▲ 图 2-49 蒙古绣线菊 *Spiraea lasiocarpa* Karelin & Kirilov(蔷薇科 绣线菊属)

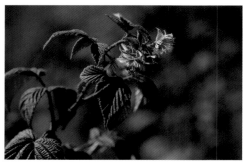

▲ 图 2-50 直立悬钩子 *Rubus stans* Focke(蔷薇科 悬钩子属)

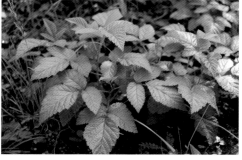

▲ 图 2-51 紫色悬钩子 *Rubus irritans* Focke(蔷薇科 悬钩子属)

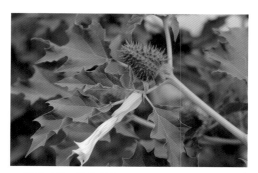

▲ 图 2-52 曼陀罗 *Datura stramonium* L.（茄科 曼陀罗属）

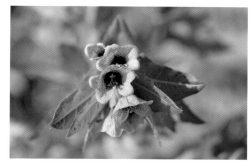

▲ 图 2-53 天仙子 *Hyoscyamus niger* L.（茄科 天仙子属）

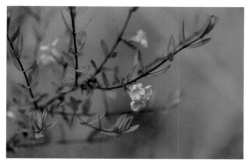

▲ 图 2-54 岩生忍冬 *Lonicera rupicola* Hook. f. & Thomson（忍冬科 忍冬属）

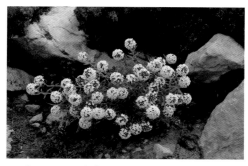

▲ 图 2-55 狼毒 *Stellera chamaejasme* Linn.（瑞香科 狼毒属）

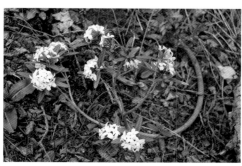

▲ 图 2-56 唐古特瑞香 *Daphne tangutica* Maxim.（瑞香科 瑞香属）

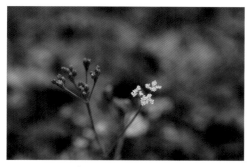

▲ 图 2-57 葛缕子 *Carum carvi* L.（伞形科 葛缕子属）

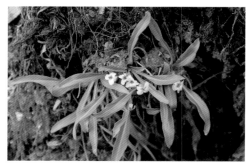

▲ 图 2-58 单花荠 *Pegaeophyton scapiflorum* (Hook. f. & Thomson) C. Marquand & Airy Shaw（十字花科 单花荠属）

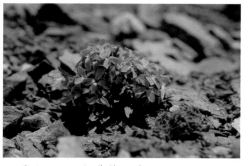

▲ 图 2-59 红紫桂竹香 *Cheiranthus roseus* Maxim.（十字花科 桂竹香属）

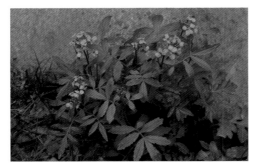

▲ 图 2-60　大叶碎米荠 *Cardamine macrophylla* Willd.（十字花科　碎米荠属）

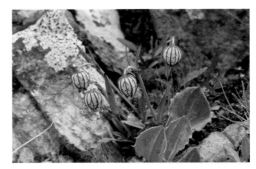

▲ 图 2-61　变黑蝇子草 *Silene nigrescens* (Edgew.) Majumdar（石竹科　蝇子草属）

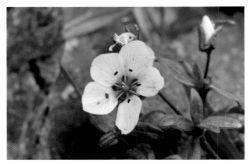

▲ 图 2-62　黑蕊无心菜 *Arenaria melanandra* (Maxim.) Mattf. ex Hand.-Mazz.（石竹科　无心菜属）

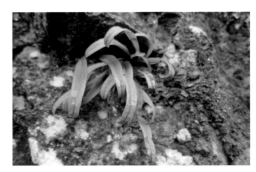

▲ 图 2-63　太白瓦韦 *Lepisorus thaipaiensis* Ching & S. K. Wu（水龙骨科　瓦韦属）

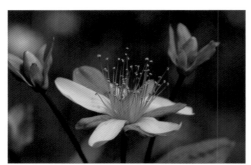

▲ 图 2-64　突脉金丝桃 *Hypericum przewalskii* Maxim.（藤黄科　金丝桃属）

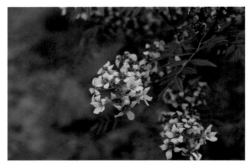

▲ 图 2-65　文冠果 *Xanthoceras sorbifolium* Bunge（无患子科　文冠果属）

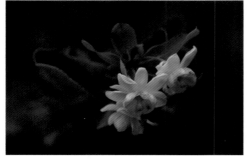

▲ 图 2-66　鲜黄小檗 *Berberis diaphana* Maxim.（小檗科　小檗属）

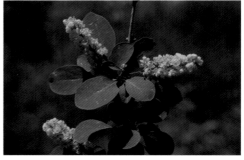

▲ 图 2-67　直穗小檗 *Berberis dasystachya* Maxim.（小檗科　小檗属）

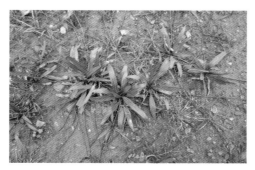

▲ 图 2 - 68　短穗兔耳草 *Lagotis brachystachya* Maxim.（玄参科　兔耳草属）

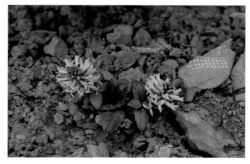

▲ 图 2 - 69　短筒兔耳草 *Lagotis brevituba* Maxim.（玄参科　兔耳草属）

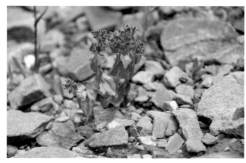

▲ 图 2 - 70　毛果婆婆纳 *Veronica eriogyne* H. Winkl.（玄参科　婆婆纳属）

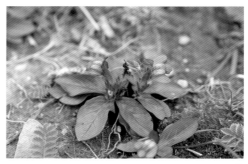

▲ 图 2 - 71　肉果草 *Lancea tibetica* Hook. f. & Thoms.（玄参科　肉果草属）

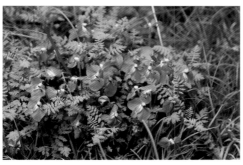

▲ 图 2 - 72　藓生马先蒿 *Pedicularis muscicola* Maxim.（玄参科　马先蒿属）

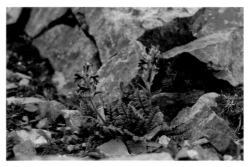

▲ 图 2 - 73　阴郁马先蒿 *Pedicularis tristis* L.（玄参科　马先蒿属）

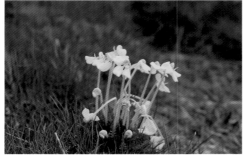

▲ 图 2 - 74　长花马先蒿管状变种 *Pedicularis longiflora* var. *tubiformis*（Klotzsch）Tsoong（玄参科　马先蒿属）

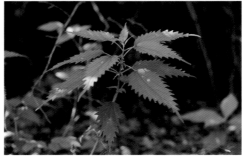

▲ 图 2 - 75　齿叶荨麻 *Urtica laetevirens* subsp. *dentata*（Hand.-Mazz.）C. J. Chen（荨麻科　荨麻属）

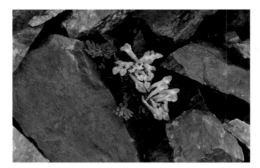

▲ 图 2 - 76　暗绿紫堇 *Corydalis melanochlora* Maxim.（罂粟科　紫堇属）

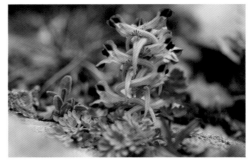

▲ 图 2 - 77　糙果紫堇 *Corydalis trachycarpa* Maxim.（罂粟科　紫堇属）

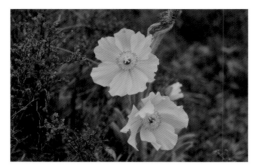

▲ 图 2 - 78　全缘叶绿绒蒿 *Meconopsis integrifolia* （Maxim.）Franch.（罂粟科　绿绒蒿属）

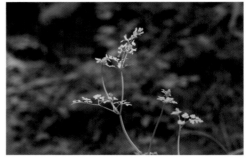

▲ 图 2 - 79　赛北紫堇 *Corydalis impatiens* （Pall.）Fisch. ex DC.（罂粟科　紫堇属）

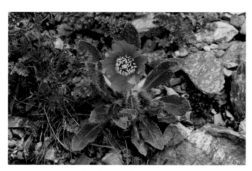

▲ 图 2 - 80　多刺绿绒蒿 *Meconopsis horridula* Hook. f. & Thoms.（罂粟科　绿绒蒿属）

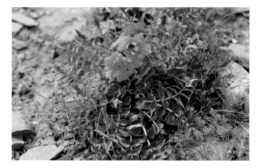

▲ 图 2 - 81　藏波罗花 *Incarvillea younghusban-dii* Sprague（紫葳科　角蒿属）

第三章 ↓ 青海主要道地药材

一、种植养殖概况

青海药材种植约 341 万亩,其中枸杞 75 万亩,沙棘 141 万亩,野生驯化 130 多万亩,大黄、黄芪、当归等其他药材 25 多万亩。有养殖场 67 个,以鹿、麝产业为主,养殖近 2500 只。

目前,青海省主要药材种植(养殖)情况见图 3 - 1 至图 3 - 27。

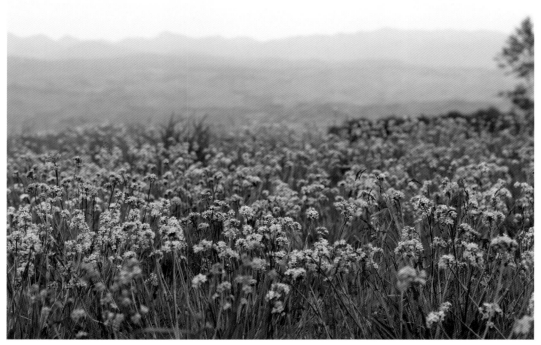

▲ 图 3 - 1 大通县甘松种植

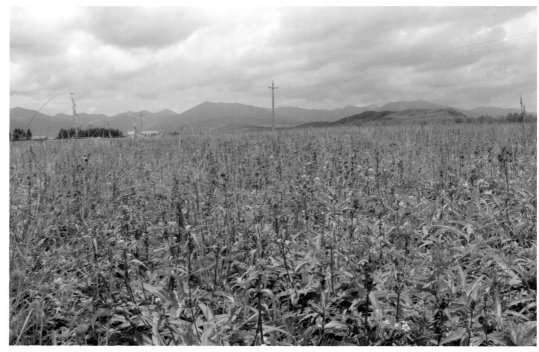

▲ 图3-2 大通县秦艽种植

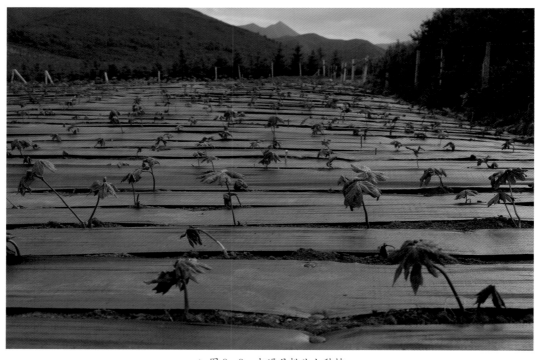

▲ 图3-3 大通县桃儿七种植

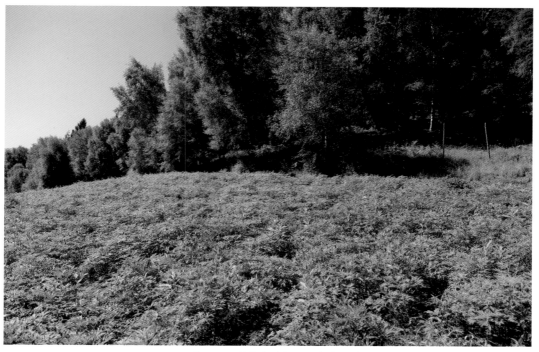

▲ 图 3-4 海东市乐都区川赤芍种植

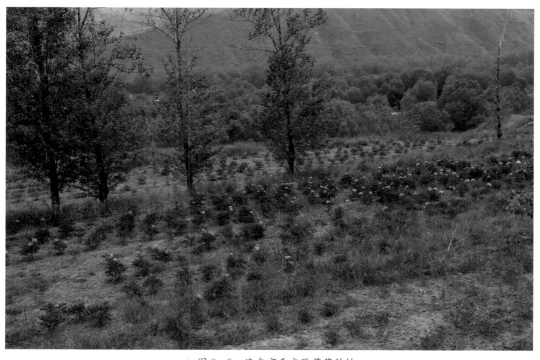

▲ 图 3-5 海东市平安区芍药种植

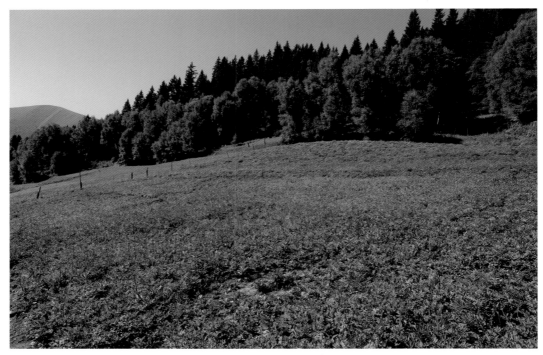

▲ 图 3-6　互助县川赤芍种植

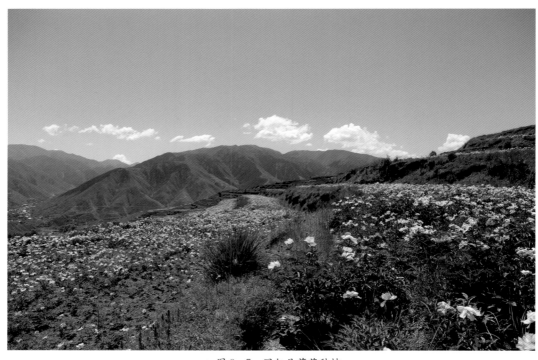

▲ 图 3-7　同仁县芍药种植

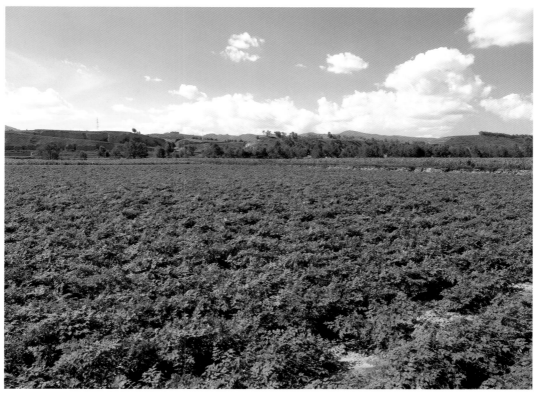

▲ 图 3-8 互助县当归种植

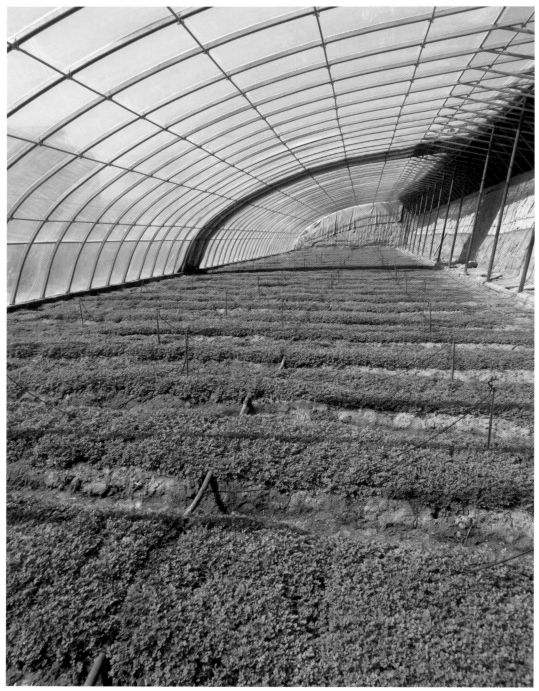

▲ 图3-9　海东市乐都区当归育苗圃

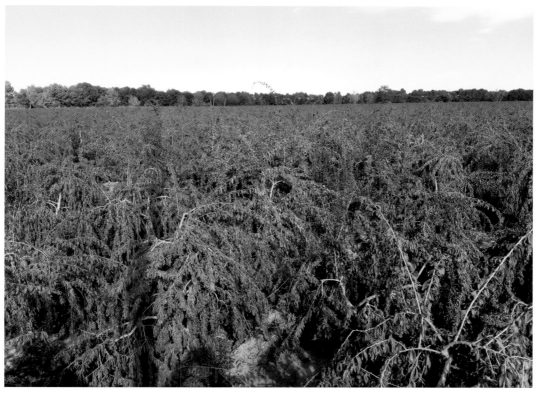

▲ 图 3-10　都兰县枸杞种植

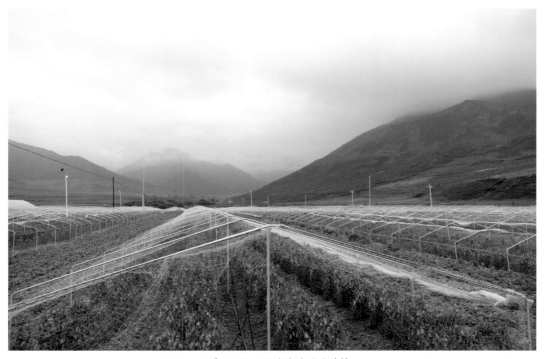

▲ 图 3-11　互助县川贝母种植

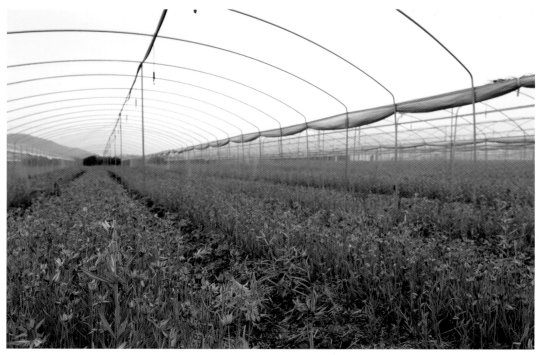

▲ 图3-12 互助县川贝母种植

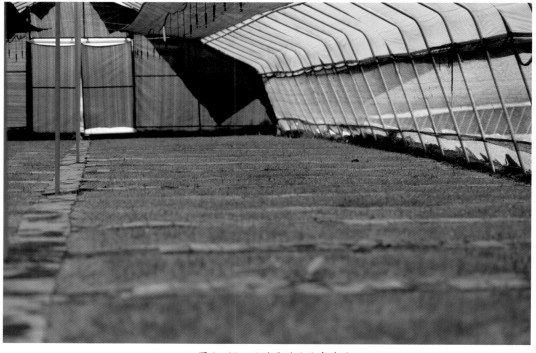

▲ 图3-13 互助县川贝母育苗圃

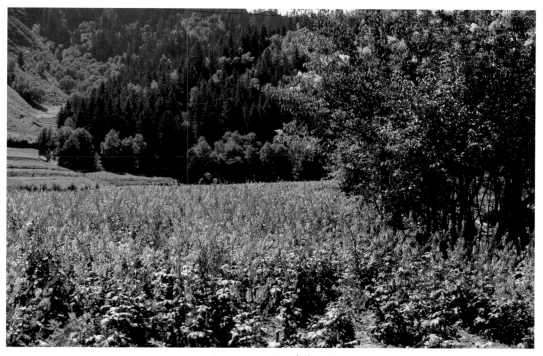

▲ 图 3-14　互助县高乌头种植

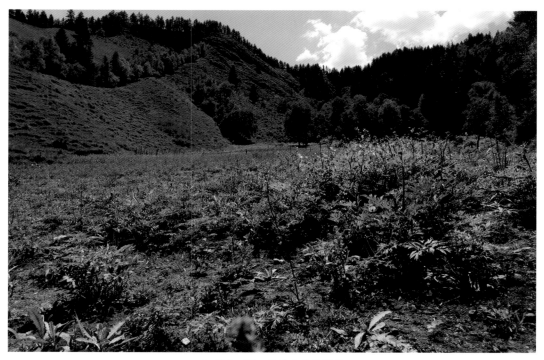

▲ 图 3-15　互助县羌活种植

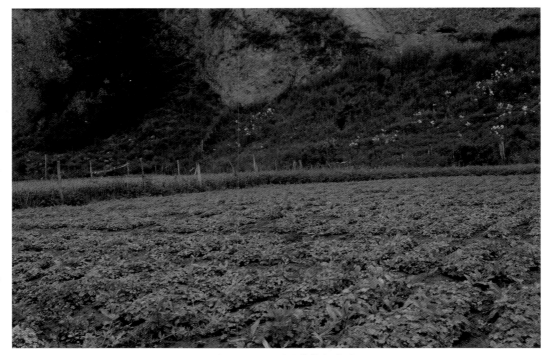

▲ 图 3-16 互助县铁棒锤苗圃

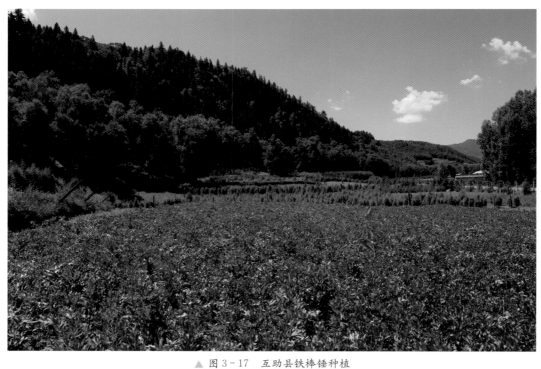

▲ 图 3-17 互助县铁棒锤种植

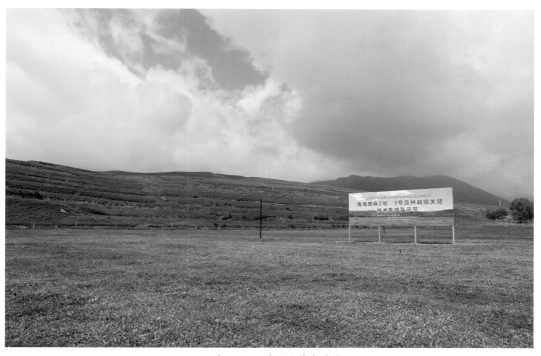

▲ 图 3-18　湟源县蕨麻种植

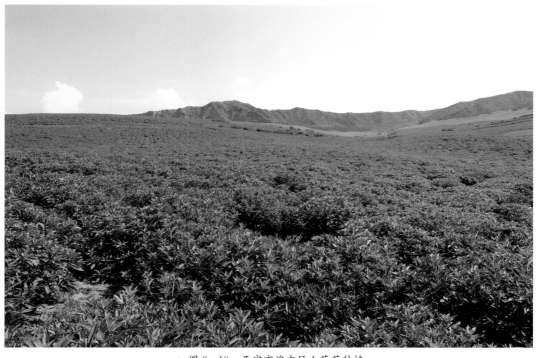

▲ 图 3-19　西宁市湟中区山茛菪种植

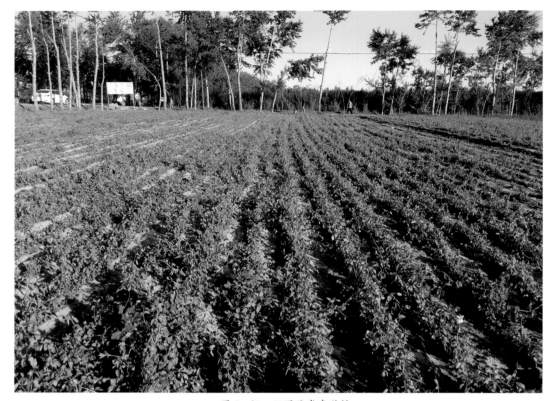

▲ 图 3-20 门源县党参种植

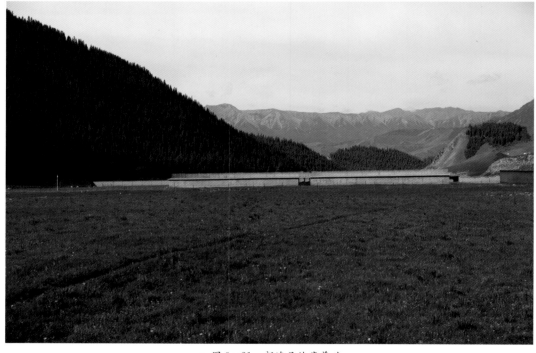

▲ 图 3-21 祁连县林麝养殖

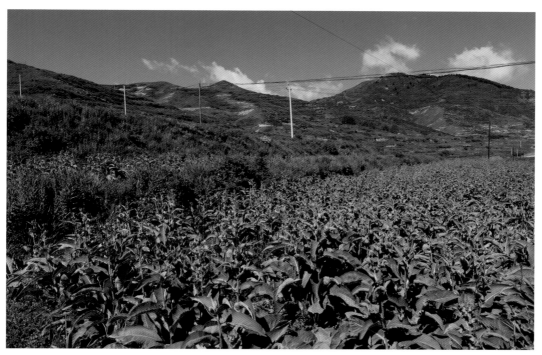

▲ 图 3 - 22　同仁县藏木香种植

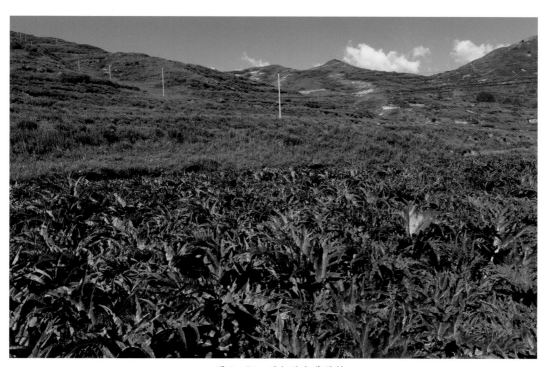

▲ 图 3 - 23　同仁县大黄种植

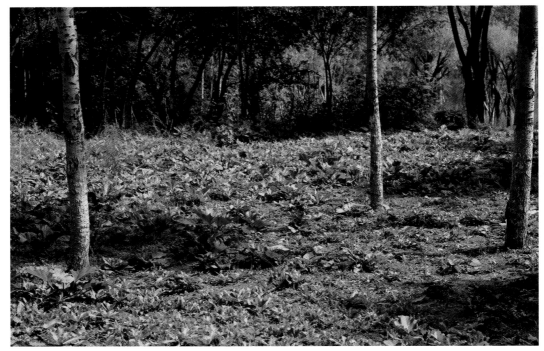

▲ 图 3-24 西宁市林下大黄种植

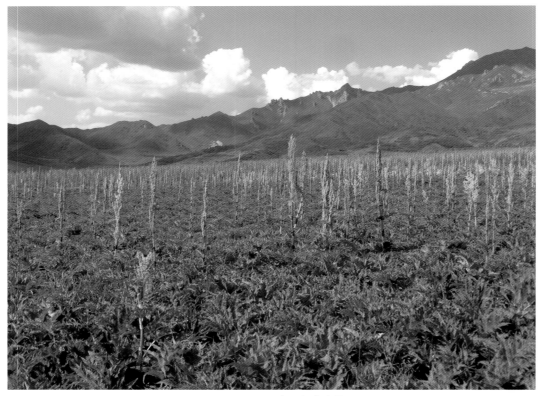

▲ 图 3-25 玛多县大黄种植

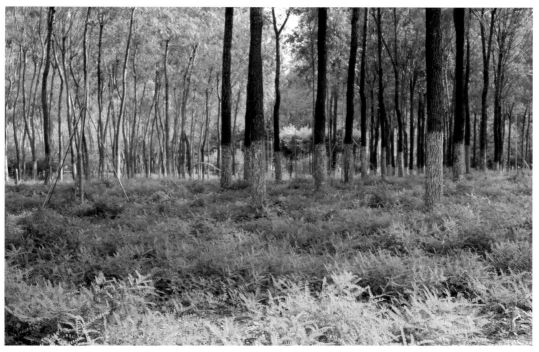

▲ 图 3-26　西宁市林下黄芪种植

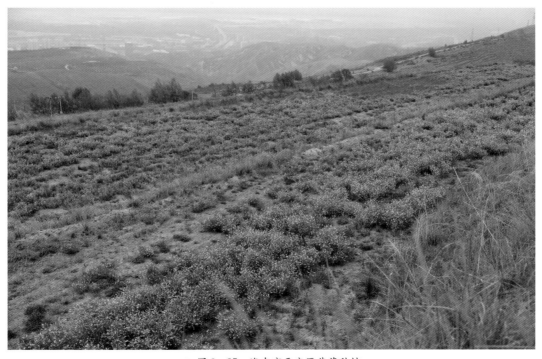

▲ 图 3-27　海东市平安区黄芪种植

二、青药十八味

近年来，在青海省委省政府正确领导下，青海省有关部门认真贯彻《国务院办公厅关于印发中医药振兴发展重大工程实施方案的通知》《青海省扶持和促进中藏医药发展若干措施》《青海省关于加快中藏药材种植基地建设的意见》精神，贯彻落实《质量强国建设纲要》的实施意见，立足青海省资源禀赋，大力实施"青字号"品牌培育行动，开展品牌培育和建设。坚持"传承精华、守正创新"发展思路，立足本地实际、突出产业优势、科学规划布局、强化协同合作、创新发展模式，多措并举打造中藏药全产业链发展格局，助力道地药材产业高质量发展。

为持续推动青海省中藏药材资源依法科学利用，青海省林业和草原局联合青海省发展和改革委员会、青海省科学技术厅、青海省工业和信息化厅、青海省农业农村厅、青海省商务厅、青海省卫生健康委员会、青海省市场监督管理局、青海省药品监督管理局，共同发布了《关于认定青海省主要道地中藏药材（"十八青药"）的通知》（青林改〔2021〕865号），充分结合青海自然资源分布情况及多民族用药习惯，经过相关部门、科研单位和专家推荐、评审、审核，认定冬虫夏草、枸杞、唐古特大黄、青贝母、秦艽、羌活、麝香、锁阳、沙棘、獐牙菜（藏茵陈）、黄芪、红景天、甘松、当归、水母雪莲、铁棒锤、川赤芍、西南手参等18种药材为青海省主要道地中藏药材，即"青药十八味"。旨在发挥青海道地药材资源优势，加快推进青海道地中藏药材产业有机化、规模化、品牌化、标准化、数字化、现代化发展，把中藏药材产业打造成青海绿色发展的生态产业"名片"，为建设富裕文明和谐美丽新青海做出贡献。

各论

十八青药

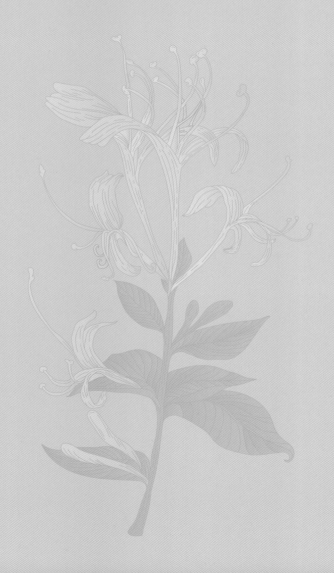

第四章 冬 虫 夏 草

Dong chong xia cao　　　CORDYCEPS

虫草类资源在世界范围内有约 1 300 种，中国有约 299 种。冬虫夏草寄主昆虫在中国分布有 64 种，在青海分布有 16 种，其中 9 种为青海特有种。冬虫夏草相关菌株有 26 种。青林改〔2021〕865 号收录的冬虫夏草，为中国被毛孢侵染鳞翅目蝙蝠蛾科昆虫的幼虫后发育成的真菌子座和充满菌丝的僵死幼虫的复合体。该种为《中国药典》(2020 年版)收录品种，寄主昆虫在青海有玉树蝙蝠蛾、门源蝙蝠蛾、斜脉蝙蝠蛾、暗色蝙蝠蛾、循化蝙蝠蛾、碌曲蝙蝠蛾、拉脊蝙蝠蛾及贵德蝙蝠蛾等。青海是冬虫夏草最大的分布区，中国冬虫夏草的产量占到全世界 98%，而青海冬虫夏草产量占到全国 60% 以上，年产量 80～100 吨，总产值约 200 亿元。青海玉树州、果洛州等三江源地区是优质虫草主产区，人们习惯称该地区出产的虫草为"青海虫草"或"西藏虫草"，其已成为国家地理标志产品，是青海传统的大宗名贵道地药材之一。

道地来源

本品为麦角菌科真菌冬虫夏草菌 *Cordyceps sinensis* (Berk.) Sacc. 寄生在蝙蝠蛾科昆仑幼虫上的子座和幼虫尸体的干燥复合体。

道地历史

冬虫夏草始载于 8 世纪藏族著名翻译家贝绕扎纳的《文殊本草》中，记载为"亚西根松"，意为夏死冬活。《藏医千万舍利》记载为"亚扎根布"，意为冬虫夏草，生于高寒山区草丛(青海、西藏一带)，主要用于滋补方剂。《藏药晶镜本草》中记载：一般生长在海拔 4 300～5 300 m 的阴山草甸，是一种蛾卵冬天被菌侵袭死亡生长为草，肉质的根部外黄内白，有斜纹，有头、眼睛、嘴，而且有八对手足，完全有虫的体形特征。其味甘咸，消后性温，用于健身养精、壮阳固精，治疗各种肺病和隆病。

《四川通志》"西域"篇"理塘"(今四川省理塘县)之"物产"，记载："冬虫夏草出拨浪工山，本草不载，性温暖，补精益髓。"袁栋(1744 年)的《书隐丛说》"夏草冬虫"条载："昔有友人自远来，饷予一物，名曰'夏艸冬虫'，出陕西边地(今青海、甘肃、宁夏一带)，在夏则为草，在冬则为虫,故以是名焉。浸酒服之,可以却病延年。"清代《本草问答》记载:"冬虫夏草,今考其物,真为灵品。此物冬至生虫,自春及夏,虫长寸余,粗如小指;当夏至前一时犹然虫也;及夏至时,虫忽不见,皆入于土,头上生苗,渐长到秋分后,则苗长三寸,居然草也。此物生于西番草地(今青海、西藏、川西、甘南),遍地皆草,莫可识别。"《中药材手册》记载:"冬虫夏草主产于四川松潘、茂县,青海玉树、同德、同仁、化隆……贵州、甘肃亦产。"《陕甘宁青中草药选》记载冬虫夏草"甘肃、青海有分布"。《中华本草》记载:冬虫夏草(Cordyceps)"主产于四川、青海、西藏、云南"。《中药大辞典》也有同样的产地记载。

《中国土特产大全》记载:"青海省产冬虫夏草生长在海拔 3 500 m 以上至 5 000 m 的高山草甸上。产量约占全国的 70%,除自销外,还出口海外。青海辽阔的草原上几乎处处都有冬虫夏草,主产地在玉树、果洛藏族自治州境内的高山草原。"《青海省志·特产志》记载:"冬虫夏草,因冬在土中,身活如老蚕,有毛能动,至夏则毛出土,连身俱化为草而得名,藏语称野儿扎根布……以玉树、果洛州的资源量最大。青海冬虫草以完整、个大、色亮、质优蜚声国内外。"《青海经济植物志》记载:"冬虫夏草产贵南、玉树、果洛、海南等州,生于海拔 3 600~4 000 m 的高山草甸和灌丛中。含虫草酸,供药用,强壮滋补,治肺结核,老人衰弱之咳嗽,神经性胃痛,食欲不振,筋骨疼痛等症。"

纵观冬虫夏草药材道地产区历史沿革,主产区由四川向青海、西藏演变。青海虫草和西藏虫草被认为是道地虫草,以完整、虫体丰满肥大、外色亮黄、内色白为质优。

基原

(一) 基原形态

冬虫夏草 寄主为鳞翅目昆虫蝙蝠蛾。冬季菌丝侵入蛰居土中之幼虫体内,吸取其养分,致使幼虫体内充满菌丝而死。夏季自虫体头部生出子座,露出土外;子座单生,细长如棒球棍状,长 4~11 cm,表面深棕色,断面白色,柄基部留在土中与虫体头部相连。虫体深黄色,细长圆柱状,长 3~5 cm,形状似蚕(见图 4-1)。

(二) 冬虫夏草的形成

每年 8~9 月,未采挖的冬虫夏草子座上形成子囊壳,当子囊壳成熟并破裂,子囊壳里的子囊孢子散落至土壤,并黏附在蛰居土壤中的蝙蝠蛾幼虫外壳上。在适宜的条件下,孢子萌发出芽管,经蝙蝠蛾幼虫的口腔、气门或几丁质外骨骼侵入幼虫体腔内,并迅速形成菌丝侵染蝙蝠蛾幼虫(4~5 龄期感染率最高)。

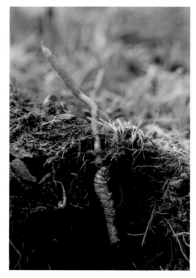

▲ 图 4-1 冬虫夏草

菌丝利用幼虫虫体的有机物质作为能源进行营养生长,同时向幼虫体内迅速蔓延,于是蝙蝠蛾幼虫便被冬虫夏草真菌侵染,菌丝不断分枝、交错成菌丝体。这时虽然蝙蝠蛾幼虫被感染，但仍有活动能力，尚能缓慢爬行，保持着"虫"的特性。

　　10月染病幼虫死亡或成为僵虫，冬虫夏草菌则从其头部长出子座，11月至次年2月，气温低，子座缓慢生长甚至停止生长，4～5月化冻后的土壤温湿度适合真菌生长，子座以每日3～4 mm的速度长出地面，一般在长出20～50 mm时不再长高。到6月下旬，随着气温升高，子座继续发育生长，最终在顶端形成膨大部分。7月下旬子囊孢子长成，8～9月子囊孢子才逐渐成熟，从子囊壳中散发出来，弹射入土再感染虫体，进入下一个世代（见图4-2）。

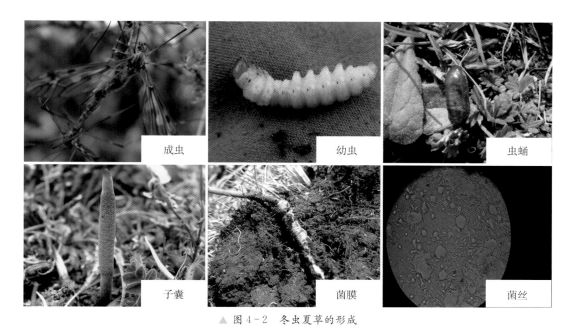

成虫　　幼虫　　虫蛹

子囊　　菌膜　　菌丝

▲ 图4-2　冬虫夏草的形成

生境与分布

　　青海冬虫夏草分布在青海省境内海拔3 800～5 000 m的高山草甸地带，总产量达80吨左右，产量及品质居全国之首，其中海拔最高的三江源地区，冬虫夏草分布最多、产量最高，属于冬虫夏草主产区，约占青海总产量的80%；海南州（不含兴海、同德两县）、黄南州（不含河南、泽库两县）、海西州的天峻县等环湖地区属于一般产区，约占青海总产量的15%；海东和西宁零星分布区，约占青海总产量的5%。玉树州及果洛州三江源地区为冬虫夏草最佳适生区（见图4-3）。

　　青海高原自然条件特殊，生态环境多样，适宜于冬虫夏草的繁衍生息。在海拔3 000～5 000 m的山地阴坡、半阴坡的灌丛和草甸，地表平均温度4.4～9 ℃，土壤肥沃、疏松、土层深厚，土壤湿度40%～60%、坡度15°～30°的山坡中分布较多。冬虫夏草主要分布在土壤比较疏松的普通高山草甸和高山灌丛草甸之上。普通高山草甸主要分布在阴坡山地，其上发育着矮嵩草草甸和线叶嵩草草甸，生草过程明显，淋溶作用强，pH为5.8～7，质地多为轻壤或沙壤。高山灌丛草甸主要在海拔3 200～4 500 m的山地阴坡，其上发育着山生柳灌丛和金

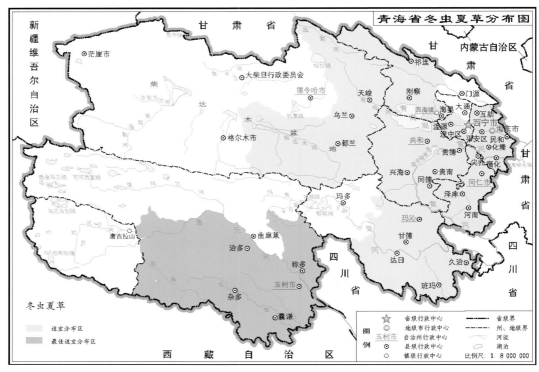

▲ 图4-3 青海省冬虫夏草分布

露梅灌丛,有美丽风毛菊、高山唐松草、高山紫菀、鸢尾等50余种伴生植物。

冬虫夏草除青海有分布外,还覆盖西藏、四川、云南、甘肃。在西藏那曲地区南部、西藏林芝地区北部、青海环青海湖地区、川西地区、滇西北地区,冬虫夏草的适生度和遗传多样性均较高,适宜作为冬虫夏草原产地保护区。

▌ 产地加工

每年的5～6月是冬虫夏草的采挖季节,采挖出来后,规格有大有小,颜色有好的也有差的,草头有长有短,有饱满的也有瘪草,有完好的也有挖断的,规格、颜色、子座长度、饱满程度不一,一般要经过一定加工才会拿到市场上出售(见图4-4)。

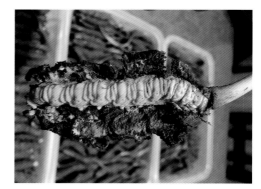

▲ 图4-4 新鲜出土的冬虫夏草

加工方法:

1. 去泥 把虫草身上带的泥沙刷净,刚采挖出来的虫草要及时清除泥沙,如果泥土干了就不太好清除(见图4-5)。

2. 晒干 将采挖的虫草晾晒干,使之水分小于10%。

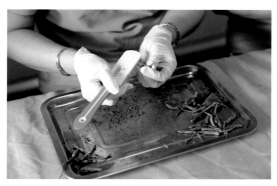

▲ 图4-5 鲜草去泥

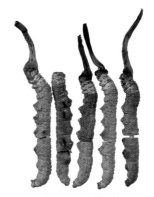

▲ 图4-6 断草、穿条

3. 筛选 按颜色、规格、品质进行分类,将规格、颜色不统一的虫草进行挑选分类,将瘪草、断草、穿条挑出,使之符合统一标准,即规格大小一致、品相相近(见图4-6)。

4. 筛选后再去泥、去水分 把虫草的干度与干净度进一步提高,如把干度不到95%的虫草提高到95%甚至更高,把虫草草头与眼睛部位残余的泥土刷掉,使之泥沙含量更少。

商品规格

依据《中药材商品规格等级标准汇编》中青海虫草规格等级划分要求,青海冬虫夏草根据每千克所含的条数进行等级划分。不同等级的性状特点如下(见图4-7)。

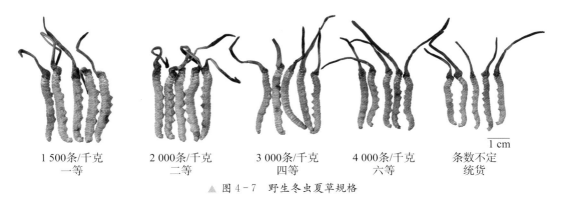

1 500条/千克	2 000条/千克	3 000条/千克	4 000条/千克	1 cm
一等	二等	四等	六等	条数不定
				统货

▲ 图4-7 野生冬虫夏草规格

1. 选货

一等:本品由虫体与从虫头部长出的真菌子座相连而成。虫体似蚕,长3~5 cm,直径0.3~0.8 cm;表面深黄色至黄棕色,有环纹20~30个,近头部的环纹较细;头部红棕色,足8对,中部4对较明显;质脆,易折断,断面略平坦,淡黄白色。子座细长圆柱形,长4~7 cm,直径约0.3 cm;表面深棕色至棕褐色,有细纵皱纹,上部稍膨大;质柔韧,断面类白。气微腥,味微苦。每千克≤1 500条,无断草、无穿条、无瘪草、无死草、无黑草。

二等:详见一等。与一等不一样的是:每千克1 500~2 000条,无断草、无穿条、无瘪草、无死草、无黑草。

三等:详见一等。与一等不一样的是:每千克2 000~2 500条,无断草、无穿条、无瘪草、无死草、无黑草。

四等：详见一等。与一等不一样的是：每千克2500～3000条，无断草、无穿条。

五等：详见一等。与一等不一样的是：每千克3000～3500条，无断草、无穿条。

六等：详见一等。与一等不一样的是：每千克3500～4000条，无断草、无穿条。

七等：详见一等。与一等不一样的是：每千克4000～4500条，无断草、无穿条。

2. 统货　详见选货一等。与选货一等不一样的是：不限条数，无断草、无穿条。

药材产销

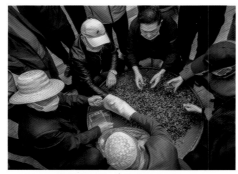
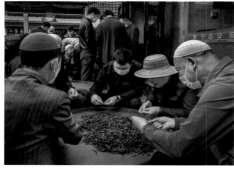

▲ 图4-8　西宁市冬虫夏草交易市场

　　冬虫夏草集散于西宁、玉树和果洛，销往全国各地及欧美、日本、东南亚一些国家。在本地各市区有较多的虫草专卖店常年销售。20世纪70年代每千克36元，80年代后期每千克2800元，90年代中期每千克10000元，2002年以后，人们崇尚健康，视冬虫夏草为高级滋补营养品，市场需求量越来越大，2015年价格涨到每千克8万～12万元。青海成为冬虫夏草"第一省"（见图4-8），但过度采挖会破坏生态自然性，污染环境，日久会影响虫草蝙蝠蛾的生存，必须进行资源保护。青海省林业和草原局规定，本品出售与收购应办理国家二级野生植物出售、收购行政许可。

药材鉴别

（一）性状鉴别

　　子座单生，稀2～3个，从头顶近中央部位生出。呈细长圆柱形，基部略粗，稍扭曲，长4.0～7.0 cm，粗2.0～4.0 mm，表面棕褐色至深褐色，略带纵纹。有的子座上端稍膨大，呈短柱状，表面粗糙，放大镜下可见颗粒状突起密布；顶部具圆锥状的不孕端。子座下端常具细纵纹，基部略粗。质柔韧，易折断，横断面边缘棕褐色，中心类白色；膨大部位横断面边缘可见单层卵圆形的子囊壳部分埋于子座内，纵切面可见子囊壳呈卵圆形，垂直埋生（见图4-9）。

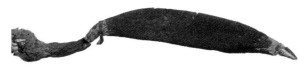

▲ 图4-9　冬虫夏草子座（成熟孢子囊）性状

虫体似蚕,近圆柱形,略弯曲,长 3.0～5.0 cm,粗 3.0～8.0 mm;表面深黄色至黄棕色,分为头部、胸节和腹节。头部较小,宽 2.8～4.5 mm,常被子座基部菌膜所包裹,除去菌膜,表面黄棕色至红棕色,多紧密皱缩,顶端中央有子座从缝间"挤"出。胸节淡黄色至黄色,背侧环纹细密,近头端略显骨化;胸节腹侧具残存胸足 3 对,呈棕黄色节钩状。腹节深黄色至黄棕色,分 10 节,1～7 腹节背侧环纹明显,依次呈弧形排列,将每腹节分为 4 小节,第 1 小节宽阔,第 2 小节狭短,第 3、4 小节狭长;近尾部小节渐少或分节不明显。腹节腹侧具乳头状隆起的腹足 4 对,分别位于第 3～6 腹节的第 1 小节,腹足顶面类圆形,边缘黄白色,内部深黄色;末节略呈钩状回弯,具扁平臀足 1 对,形态与腹足相近。各腹节前两小节可见刚毛脱落后的残留毛片多数,尤以背侧的两对较为明显,毛片略突起,呈类圆形点状,淡黄色,有光泽。虫体两体侧下缘各具黑褐色椭圆环状气门 9 个,近头部 1 个,较大;1～8 腹节各具 1 个,分别位于各腹节第 1 小节上。质脆,易折断,断面充实略平坦,白色或发黄,可见残留内脏痕迹。具"菇"样香气,味微苦(见图 4 - 10 至图 4 - 12)(康帅,2013)。

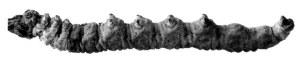

▲ 图 4 - 10　冬虫夏草虫体性状

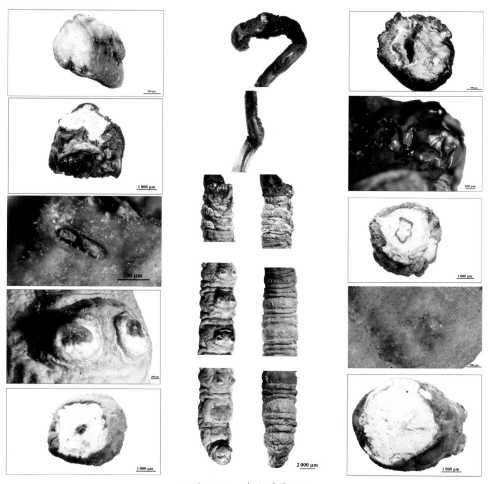

▲ 图 4 - 11　冬虫夏草性状

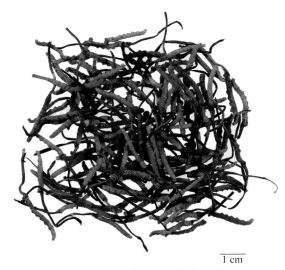

1 cm

▲ 图 4 - 12　冬虫夏草药材(大样)

(二) 传统鉴别术语

"三窄一宽":冬虫夏草虫体从头部开始前 3 对足,每对占 1 个环节,之后是 3 个窄环节,1 个宽环节,这样的 3 窄 1 宽重复约 7 次,习称"三窄一宽"(见图 4 - 13)。

"羊肚子":冬虫夏草药材的子实体顶端膨大部分,微凸形同肚子状(见图 4 - 13)。

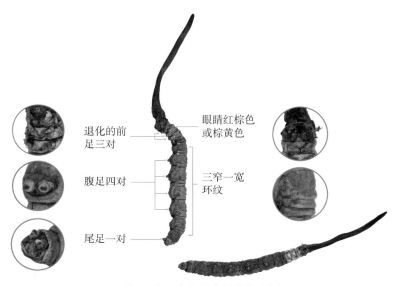

退化的前足三对

眼睛红棕色或棕黄色

腹足四对

三窄一宽环纹

尾足一对

▲ 图 4 - 13　冬虫夏草经验鉴别特征

(三) 显微鉴别

1. 横切面显微特征

(1) 子座横切面:子座先端膨大部位横切面近圆形,外侧表面为子囊壳层,内为致密菌丝。子囊壳近表生或半埋生,子囊壳间由致密菌丝相连,内有多数子囊。子囊圆柱形,自基部成束生出,顶端具明显增厚的子囊帽。子囊内可见子囊孢子呈卵圆形或长条形。子座中下端横切面呈近圆形,无子囊,表面为不规则颗粒状凸起和缝隙,内为致密菌丝(见图 4-14、图 4-15)。

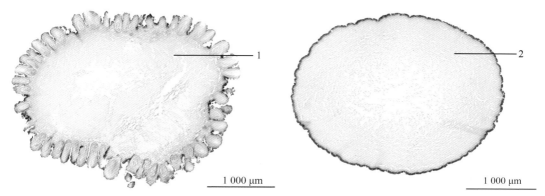

▲ 图 4-14　冬虫夏草子座横切面(正常光)(50×)

1.子座先端膨大部位;2.子座中下端

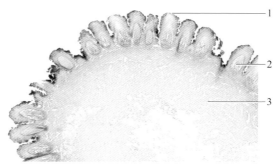

▲ 图 4-15　子座膨大部位局部横切面(正常光)(50×)

1.子囊壳;2.子囊及孢子;3.菌丝

(2) 虫体横切面:虫体近圆形或不规则形,表面多褶皱,褶皱内充满菌丝。体壁表面具长短不一的刚毛,内为大量的菌丝。气门位于虫体侧面,开口较大,内生棕黄色颗粒状过滤结构,气门内密被菌丝。虫体残留肌肉组织散在,多为对称排列,中间有近"V"形或不规则形的肠腔,虫体内存有部分空腔和裂隙。腹足趾部多平截,其上均匀地长有棕黄色趾钩(见图 4-16,图 4-17)。

2. 粉末显微特征　虫体粉末中可见具丛生刺毛状的体壁碎片,毛顶端尖细;菌丝为无色或浅棕色,细长,多不具分支;长刚毛多破碎,黄棕色,顶端颜色较浅,髓部可见;足底刚毛为黄棕色至红棕色,顶端钝圆,部分呈钩状;毛窝为黄棕色,圆形,直径 50~110 μm;气门碎片呈椭圆环状型;子座粉末中子囊壳间由致密菌丝相连,内有多数孢子,存在于菌丝顶端或侧面(见图 4-18)。

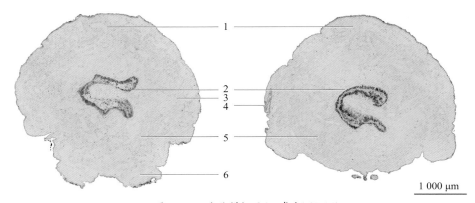

▲ 图 4 - 16　虫体横切面（正常光）（50×）

1.菌丝；2.肠腔；3.裂隙；4.气门；5.肌肉组织；6.腹足

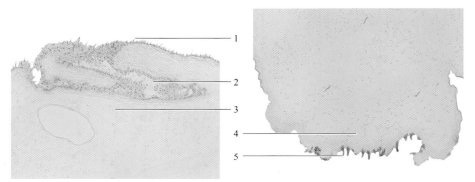

▲ 图 4 - 17　虫体局部横切面（正常光）（50×）

1.刚毛；2.气门；3.菌丝；4.腹足；5.趾钩

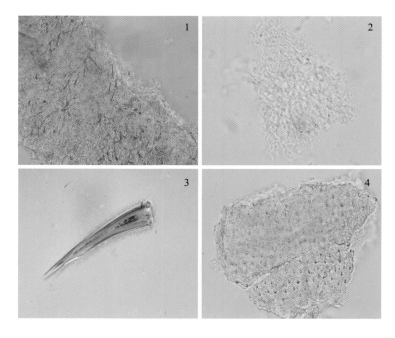

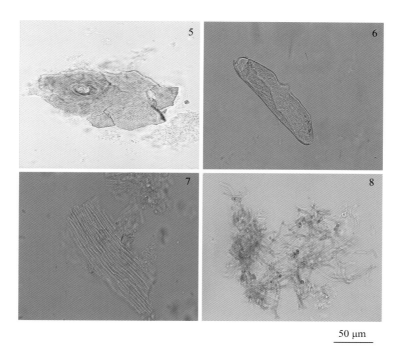

50 μm

▲ 图4-18　冬虫夏草粉末显微特征(400×)

1.体壁碎片;2.菌丝团块;3.刚毛;4.足底刚毛;5.毛窝;6.气门碎片;7.子座菌丝;8.网格菌丝

质量控制

《中国药典》(2020年版)规定:本品重金属及有害元素铅不得超过5 mg/kg,镉不得超过1 mg/kg,汞不得超过0.2 mg/kg,铜不得超过20 mg/kg。本品含腺苷($C_{10}H_{13}N_5O_4$)不得少于0.010%。

道地特征

以身干、虫身色黄发亮、丰满肥壮、断面类白色、子座短小、味香者为佳。

混淆品与伪品

1. **亚香棒虫草**　本品为麦角菌科真菌亚香棒虫草菌 *Cordyceps hawkesii* Gray. 寄生于鳞翅目昆虫幼虫的干燥虫体及子座的干燥复合体,又名"霍克斯虫草"。

鉴别特征:与冬虫夏草相似,可见稍明显环纹,虫体长3~5 cm,直径0.3~0.7 cm,暗棕黑色,背面有横皱纹,断面黄棕色或黄白色;头部棕褐色,子座从后脑部侧向长出,子座与虫体头部接触处有一黑色显光泽的斑块;子实体头部短圆柱形,长约1.2 cm,茶褐色,有分枝,子座柄多弯曲,有纵皱或棱,上部光滑,下部有细绒毛;子座无不孕顶端;虫体质脆,易折断,断面略平坦,黄白色;气微腥,味微苦(见图 4-19)。

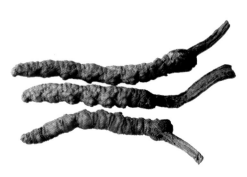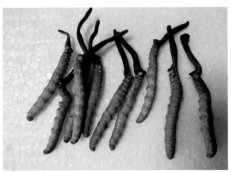

▲ 图 4-19 亚香棒虫草(染色)性状

2. **分枝虫草** 本品为麦角菌科真菌分枝虫草 *Cordyceps ramosa* Tenu 寄生在鳞翅目昆虫幼虫上的子座及幼虫尸体的干燥复合体。

鉴别特征:虫体似蚕,长 3~5 cm,直径 0.3~0.5 cm;表面黄绿色,入水后色褪为黄褐色或黑褐色;体表粗糙,25~35 个环节,抹去黏附物可见胸部有 6~8 个点状痕,有足 8~12 对,胸部 4 对明显;质脆易折,断面平坦,淡黄白色;头部棕红色,有光泽。子实体 1~5 个,少数有侧生枝;柄长 0.7~5.5 cm,直径 0.15~0.4 cm,稍扁,多呈黑褐色,未成熟者头部与柄无明显区别,成熟者头部膨大成锤状或蘑菇头状;质柔韧,断面外层黑色,中心黄白色。气清香,微腥,味微苦。

3. **凉山虫草** 本品为麦角菌科真菌凉山虫草 *Cordyceps liangshanensis* Zang Hu et Liu 寄生于鳞翅目昆虫幼虫上的子座及幼虫尸体的干燥复合体。

鉴别特征:虫体较粗,表面棕褐色,有众多环纹,外被棕色绒毛,腹部有足 9~10 对。子实体单生,少数上部分枝,细长如丝,长 10~15 cm,头柄无明显区别。质脆,易折断。气微,味淡。显微特征:粉末菌丝众多,体内菌丝及体表菌丝细长,多不分枝。虫体组织碎片为不规则多角形,外皮黄棕色或暗红棕色,内表菌丝团呈白色。体内菌丝多呈短节状,分枝或不分枝。子座不育柄部组织外壁碎块呈不规则长方形或三角形,外侧黄棕色,由许多纵向排列的细长菌丝组成,间隙多,菌髓菌丝排列较稀疏。孢子囊壳碎片淡黄色,壳壁由类多角形的龟裂状细胞组成。完整的孢子囊呈长梭形,囊壁薄膜状,囊内孢丝分散或集结成囊,具多数油滴。体表刚毛少数,呈长锥形,多已折断,完整者长 22~65 μm,毛内可见侵入的菌丝。油滴较多。

4. **香棒虫草** 本品为麦角菌科真菌香棒虫草菌 *Cordyceps barnesii* Thwaites 寄生于金龟子科昆虫直脊金龟子 *Holotrichia koraiensis* 幼虫上的子座及幼虫尸体的干燥复合体。

鉴别特征:虫体长圆柱形或弯曲呈扁肾形,长约 2 cm,直径约 5 mm;表面棕黄色,头部小,棕褐色,体有环纹,胸部可见密生棕褐色细毛的足 3 对;质脆,断面黄白色;子座长约 6 cm,较细,黑褐色,有纵皱纹。

此外,尚有下列混淆品:真菌蛹草 *Cordyceps militaris*、戴氏虫草 *Cordyceps taii*、新疆虫草 *Cordyceps gracilis* 等。

炮制

1. **鲜冬虫夏草**　取刚出土的冬虫夏草鲜品,淋洗,除去似纤维状的附着物及杂质,摊晾2h,装入玻璃瓶中,密封。

2. **冬虫夏草(净制)**　取冬虫夏草药材,除去杂质,筛去碎屑,即得。

性味与归经

甘,平。归肺、肾经。

功能与主治

益肾壮阳,补肺平喘,止血化痰。用于阳痿遗精,腰膝酸痛;久咳虚喘,劳嗽咯血等。现亦用于慢性支气管炎、高脂血症、慢性肾功能不全等。

贮藏

置阴凉干燥处,防蛀。本品极易生霉、虫蛀,特别是梅雨季节,吸潮后数天即被蛀空。如置放在干燥、湿度小、温度不超过 10 ℃ 的仓库内可以长期保存。数量少最好存放在干燥石灰箱内,或晒干后密封放在冷库或冰箱内。

第五章 枸杞子

Gou qi zi　　LYCII FRUCTUS

枸杞属植物全世界有 80 余种，中国有 7 种 3 变种，其中在青海分布有 6 种。青林改〔2021〕865 号收录宁夏枸杞 *Lycium barbarum* L.，该种为药典收载品种，其种植品种有 10 余种，其中，宁杞 1 号、宁杞 7 号、宁杞 5 号、柴杞 1 号是青海主流栽培品种。柴达木盆地是枸杞属植物集中分布区域，20 世纪 60 年代青海开始驯化种植宁夏枸杞，2000 年后种植面积不断增加，至 2018 年种植面积达到 60 余万亩，成为全国最大的枸杞种植地区。柴达木盆地海拔高，气候干燥，生态环境无污染，有机枸杞种植面积与产量居世界第一，枸杞颗粒相对较大、肉质饱满、色泽艳丽、口感甘甜、活性成分较高，品质上乘，俗称"柴杞"，为青海大宗道地药材。

道地来源

本品为茄科植物宁夏枸杞 *Lycium barbarum* L. 的干燥成熟果实。

道地历史

枸杞始载于《神农本草经》，列为上品。其后《名医别录》《本草图经》亦有记载，从所载产地及形态来看，多与常山（今山西、河北一带）、堂邑（今属江苏）的茄科植物枸杞 *Lyrium chinense* Mill. 相一致。《梦溪笔谈》载："枸杞，陕西极边生者，高丈余，大可柱。叶长数寸，无刺，根皮如厚朴，甘美异于他处者。"《千金翼方》亦载："甘州者为真，叶厚大者是。"《本草纲目》云："古者枸杞、地骨皮取常山者为上，其他丘陵阪岸者可用，后世惟取陕西者良，而又以甘州者为绝品。今陕之兰州、灵州、九原以西，枸杞并是大树，其叶厚、根粗；河西（今青海、甘肃）及甘州者，其子圆如樱桃，暴干紧小，少核，干亦红润甘美，味如葡萄，可作果食，异于他处者。"《本草述钩元》有"河西及甘州者少核多润甘美。以河西者为上"的相同评价。《中药材手册》记载：枸杞子为干燥的果实，原植物系茄科落叶灌木，野生与栽培均有，喜生于排水良好的砂质土壤中。习惯上认为宁夏、甘肃及青海柴达木盆地栽培者品质最佳，河北、天津产品次之，河南野生之山枸杞质量最次。《中药学》记载：为茄科落叶灌木植物宁夏枸杞

Lycium barbarum 和枸杞 *Lycium chinese* 的成熟果实,以产于宁夏、河北、甘肃、青海等地的质量最好。夏至前后果实成熟时采摘。晾晒干燥,生用。

《青海省志·特产志》记载:"青海枸杞产于海西蒙古族藏族自治州,德令哈有'枸杞林',多为野生。60 年代以来对野生枸杞进行人工栽培,植移成为家植,除海西州外,各州县都相继引种,产量和质量提高很快。海西的枸杞粒大、籽少、肉厚、色丽、味甜,与闻名国内外的宁夏枸杞相媲美。"《都兰县志》载:"枸杞产于境内海拔 3 000~3 500 米的山坡河谷草地上,茄科灌木植物枝干丛生有刺,夏季开粉红色花,果实为红色浆果,卵形,成熟果实入药,有清肝明目、补气养血功能。资源量 2 万公斤。"《青海药材》记载:"枸杞子,产于我省海西、湟中、湟源和乐都等地。身干、个大、色红、子少者佳;地骨皮;身乾、肉厚、无骨、不碎者佳。地骨皮:苦(寒)。枸杞子为滋养强壮,治糖尿病、肺结核、虚弱消瘦等有效;地骨皮为解热、止咳药,对于结核性之潮热,有解热之效。"《青海地道地产药材》记载:"青海产枸杞的商品主流与药典收载品种一致,为茄科植物宁夏枸杞的干燥成熟果实,多为栽培引种品,分布于柴达木的都兰县、格尔木、乌兰、兴海、贵南等县,生长于海拔 1 890~3 000 m 的河岸、灌丛、山坡荒地。以柴达木地区产量最高,质最优,俗称'柴枸杞'为青海大宗药材之一。性平,味甘。有滋补肝肾,益精明目之功。用于虚劳精亏,腰膝酸痛,眩晕耳鸣,内热消渴,血虚萎黄,目昏不明等。"

由上述记载可知,古代所用枸杞的产地不断向西北发展,道地产区由山西向甘肃、陕西演变。20 世纪 80 年代之后,枸杞道地产区变迁到宁夏和青海柴达木盆地。青海已成为全国最大的枸杞产区。

基原

1. 宁夏枸杞　落叶灌木,或因种植整枝成大灌木,高 0.5~2 m。茎直立,灰白色,种植茎粗至 12~20 cm,具棱;分细密,多开展而略斜升或弓曲,灰白色或灰黄色,无毛而微有光泽,有不生叶的短棘刺和生叶、花的长棘刺。叶互生或簇生,披针形或长椭圆状披针形,先端渐尖或急尖,全缘,基部楔形,长 2~3 cm,宽 0.4~0.6 cm,叶长 12 cm,宽 1.5~2 cm,略肉质状。花 1~2 朵簇生于叶腋;在短枝上 2~6 朵簇生。花梗细,常下垂;花萼钟状,长 4~5 mm,常 2 中裂,裂片有小尖头或先端有 2~3 齿裂;花冠漏斗状,粉红色或淡紫色,筒部长 8~10 mm,明显长于檐部裂片,裂片长 5~6 mm,卵形,顶端钝圆,基部有耳,边缘无缘毛,花开放时平展;雄蕊 5,着生花冠筒中部。花丝基部稍上处及花冠筒内壁生一圈密绒毛;花柱与雄蕊均稍伸出花冠。浆果红色或橙色,果皮肉质,多汁液,卵圆形或椭圆形或短圆状,顶端有短尖头或平截,有时稍凹陷,长 8~15 mm,直径 5~10 mm;种子常 20 余粒,略成扁肾形,棕黄色。花果期 6~10 月(见图 5-1)(中国科学院西北高原生物研究所,1987)。

2. 宁夏枸杞栽培品种

(1) 宁杞 1 号:该品种由宁夏大麻叶枸杞种优选而来,在青海种植占到其他品种 80% 以上,宁杞 1 号花冠绽开直径 1.5 cm,花丝基部有一圈稀疏绒毛;果实圆柱形,较母本大麻叶枸杞产量高 35%,鲜果千粒重高 21%,具有生长快、发枝多、枝条节间长、叶片宽大肥厚的特点,耐寒、耐旱、抗虫、抗病力较强,是青海广种最宜品种,亩产 300~500 kg(见图 5-2)。

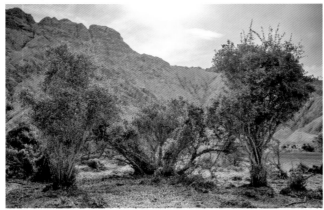
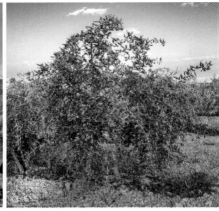

野生枸杞(乌龙沟)　　　　　　　　栽培枸杞(诺木洪)

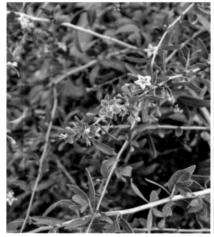
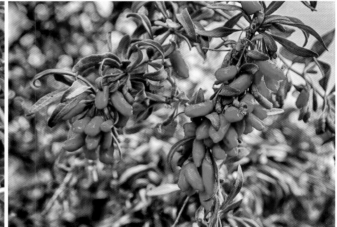

枸杞花(诺木洪)　　　　　　　　　枸杞果实(诺木洪)

▲ 图5-1　宁夏枸杞植物

（2）宁杞5号：该品种以枸杞雄性不育系为母本，宁杞1号为父本杂交而来。树势强健，树体较大，枝条柔顺。生长快，成枝力强，结果枝条细软、下垂，在柴达木盆地栽培5年时期进入稳产期，株高1.6 cm，冠幅1.7 m×1.4 m。在生产中表现丰产、稳产、颗粒大等优点，但该品种需配授粉树，需要传粉者，在青海种植面积较小（见图5-3）。

（3）宁杞7号：该品种以宁杞1号为母树扦插繁殖建立无性系后培育而来。树势健壮，树姿半开张，树冠呈半圆自然形，抽枝整齐。种植当年挂果，第4年达到盛果期，抗逆性和适应性强，耐寒耐旱，不耐阴湿，抗黑果病能力强，丰产稳产，在青海有1万亩种植面积（见图5-4）。

除以上主要栽培品种外，青海有关科研单位研发出了青杞1号、柴杞1号、2号、3号等适合本地栽培的新品种，这些品种具有自主知识产权和较好开发潜力。

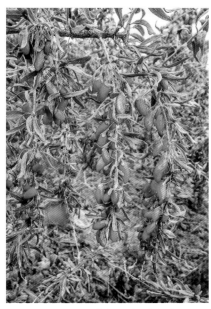

▲ 图 5-2 宁杞 1 号（德令哈）

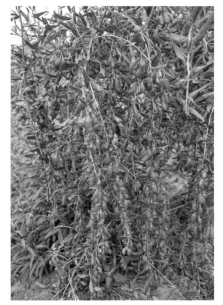

▲ 图 5-3 宁杞 5 号

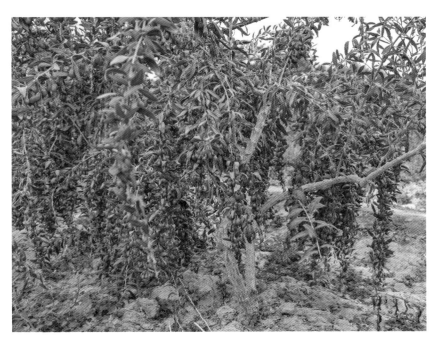

▲ 图 5-4 宁杞 7 号

生境与分布

宁夏枸杞喜光照与辐射，耐寒耐旱、耐盐碱与荒漠。青海道地产区柴达木盆地是其最适生态分布区，海拔 2 700～3 100 m，光照强，温差大，野生枸杞多分布于诺木洪和格尔木地区，在都兰、诺木洪、格尔木、德令哈、乌兰、共和均有枸杞种植生产,其中诺木洪至格尔木沿线是道地分布中心。在玉树、尖扎、同仁、兴海、共和、贵南、西宁、循化、乐都、民和等海拔1890~3450 m的河岸、灌丛、山坡、荒地也有野生宁夏枸杞分布(见图5-5)。

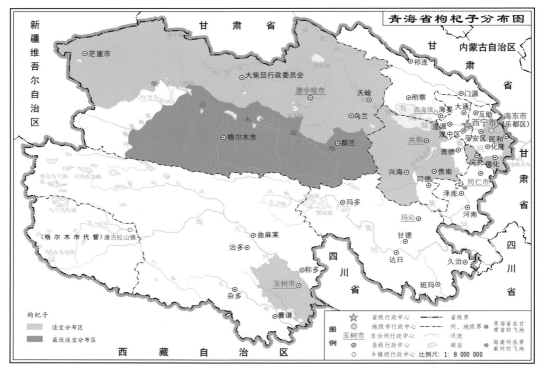

▲ 图5-5 青海省枸杞子分布

除青海外,宁夏枸杞分布于河北、内蒙古、山西、陕西、甘肃、宁夏、新疆等省(区)。宁夏枸杞具有喜温、喜阳、喜肥、耐寒、耐旱、耐盐碱的特性。对气温的适应性广,花能经受微霜,而不致受害,植株生长和分枝孕蕾期需较高的气温;忌荫蔽,在全光照下生长迅速,发育健壮,在荫蔽下生长不良;喜湿润,怕涝;对土壤的要求不严,许多类型的土壤中都能生长,甚至干旱荒漠地仍能生长,以肥沃、排水良好的沙质土壤为佳。中性或微碱性土壤最为适宜,沙壤和中壤次之,在含盐量0.15%以下土壤中生长良好。适宜于干旱而有灌溉条件的地区栽培。

产地加工

7月下旬至10月中旬果实呈红色,表皮光亮,手感较滑。果体完全膨大时采摘。做到"三轻、两净、三不采",晒干或烘干。

1."三轻"　①轻采:手指摘取果柄用力适度,轻轻采下果实无捏伤痕迹。②轻拿:采摘中手内不要捏果太多,防止挤压破皮。③轻放:采取果实轻放入筐,装有10 kg左右鲜果为宜,以防筐底部果实压烂。

2.“两净” ①树净:成熟果实一次在树上采摘干净,防止脱落变成油果。②地净:采摘中掉在地上的果实捡拾干净,做到颗粒归仓。

3.“三不采” ①果实未完全成熟者不采。②下雨或有露水时不采。③喷过农药和叶面未过残留期不采。

4. 晒干 鲜果枸杞经脱蜡后,晾晒于平坦、卫生的晒场地、布单或果栈上自然干燥成干果。或热风烘干:用煤炉、电热、太阳能烘干设备使枸杞鲜果脱水成干果。

商品规格

1. 国家规格 按中药材商品规格等级枸杞子团体标准,按 50 g 粒数分 4 个等级(见图 5－6)。

一等:280 粒/50 g 以内且破碎、未成熟及油果粒数不大于 1.0%。

二等:370 粒/50 g 以内且破碎、未成熟及油果粒数不大于 1.5%。

三等:580 粒/50 g 以内且破碎、未成熟及油果粒数不大于 3.0%。

四等:900 粒/50 g 以内且破碎、未成熟及油果粒数不大于 3.0%。

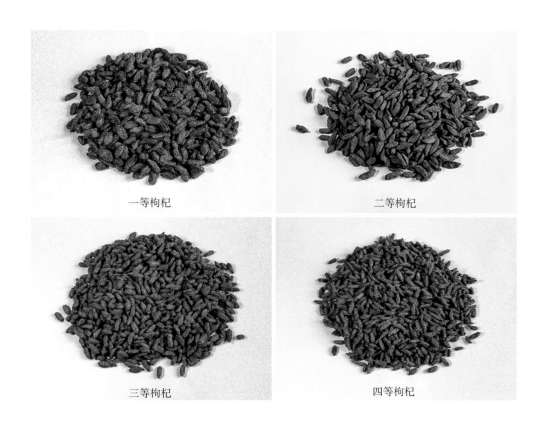

一等枸杞　　　　　　　　　二等枸杞

三等枸杞　　　　　　　　　四等枸杞

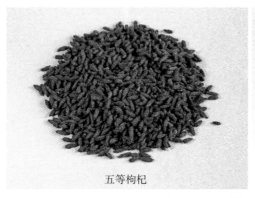 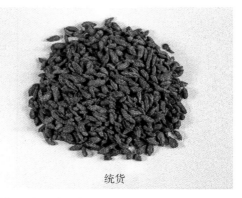

五等枸杞　　　　　　　　　　　　　　　统货

▲ 图 5-6　不同等级枸杞干果（国家规格）

2. **青海规格**　柴杞电子交易等级规格（见图 5-7）。

一等：柴杞 180，大个枸杞，190 粒/50 g 以内且油果占比不超过 2%。

二等：柴杞 220，较大个枸杞，230 粒/50 g 以内且油果占比不超过 2%。

三等：柴杞 280，中个枸杞，290 粒/50 g 以内且油果占比不超过 2%。

四等：柴杞 380，中小个枸杞，390 粒/50 g 以内且油果占比不超过 2%。

在市场流通中常有 180 粒、280 粒、500 粒规格 3 个分等。

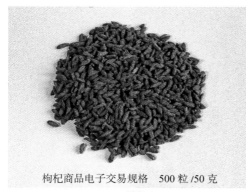 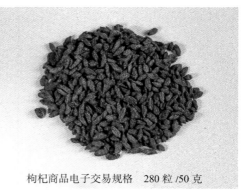

枸杞商品电子交易规格　500 粒/50 克　　　　枸杞商品电子交易规格　280 粒/50 克

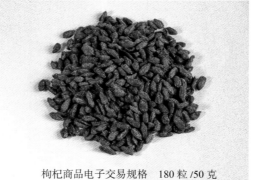

枸杞商品电子交易规格　180 粒/50 克

▲ 图 5-7　市场流通枸杞干果

药材产销

20 世纪 80 年代以前,青海收购枸杞以野生为主,供应青海省内使用。90 年代大量从宁夏引种,种植面积发展较快,2022 年底枸杞种植面积达到 70 多万亩,产值达到 60 多亿元。枸杞以"柴杞"品牌销售国内外,约一半销往宁夏,其余销往全国各大药材专业市场,在当地有较多的枸杞专卖店常年销售。青海有机枸杞世界数量质量均为第一,销往日本、韩国、欧美和我国香港特区等。

药材鉴别

(一) 性状鉴别

本品呈长卵形或纺锤形,略扁,长 6~18 mm,直径 3~8 mm,中部略膨大。表面鲜红色或暗红色(陈久则变深),具有不规则皱纹,略带光泽。果实顶端有小突起状花柱痕,基部有稍小凹的白色果柄痕。横切面类圆形,可见果皮柔韧,果肉柔软滋润,中间由横隔分成 2 室,中轴胎座,着生扁肾形种子 20~50 粒。种子长 1.2~2 mm,宽 0.4~0.7 mm,黄色,有细微凹点,凹陷有明显的种脐,气微,味甜、微酸。以粒大,色红,肉质,质柔润,籽少,味甜者为佳(见图 5-8)。

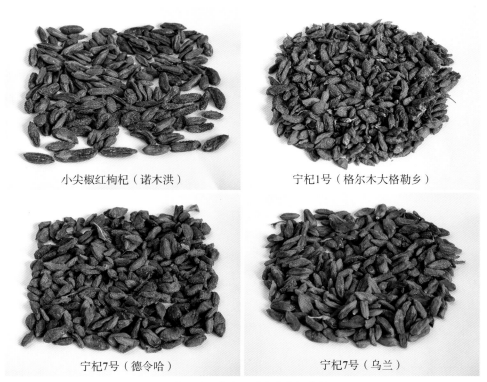

小尖椒红枸杞（诺木洪）　　　　宁杞1号（格尔木大格勒乡）

宁杞7号（德令哈）　　　　宁杞7号（乌兰）

▲ 图 5-8　青海不同产地枸杞药材

（二）显微鉴别

1. 横切面显微特征

（1）果实横切面：外果皮为 1 列扁平细胞，壁较厚，外被角质层，外缘做细齿状突起。中果皮为 10 余列薄壁细胞，外侧 1～2 列细胞较小，中部细胞形状较大，有的细胞中含草酸钙砂晶，维管束双韧性，多数，散列。内果皮细胞 1 列，椭圆形，切向延长，排列成微波状（见图 5-9）。

（2）种子横切面：种皮表皮为 1 列石细胞，类长方形，侧壁及内壁呈"U"字形增厚。其下为 3～4 列被挤压的薄壁细胞，最内 1 层为扁长方形薄壁

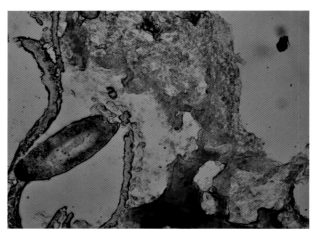

▲ 图 5-9 枸杞子横切面显微

细胞，微木化。胚乳细胞多角形，内含脂肪油及颗粒状物质。胚根由多数多角细胞组成，细胞中充满内含物。子叶 2 片，半圆形对合，由多数薄壁细胞组成，其表皮细胞、栅栏组织及海绵组织均隐约可见（见图 5-10）。

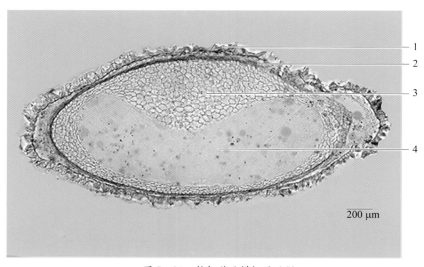

200 μm

▲ 图 5-10 枸杞种子横切面显微

1.种皮表皮（石细胞）；2.薄壁细胞；3.胚乳细胞；4.子叶细胞

2. 粉末显微特征 黄橙色或红棕色。种皮表皮石细胞成片，淡黄色。断面观呈类方形或扁方形，径向 34～102 μm，切向 42～94 μm，外壁薄，模糊不清，侧壁及内壁增厚，内壁稍弯曲，作瘤状突入胞腔；表面观呈不规则多角形或长多角形，直径 37～117 μm，长至 196 μm，垂周壁深波状或微波状弯曲；底面观呈类多角形，壁较平直，厚（5～）9～27 μm，层纹较清晰，孔

沟不明显。果皮表皮细胞断面观呈类方形；表面观呈类多角形或长多角形，垂周壁稍增厚，平直或细波状弯曲，外平周壁表面有较细密平行的微波状角质条纹。果皮表皮细胞常与中果皮薄壁细胞相连结。中果皮薄壁细胞呈类多角形，壁薄，界限不甚分明，胞腔内含橙红色或棕色球形色素粒，并含砂晶。草酸钙砂晶充塞于中果皮薄壁细胞中。另有少数结晶呈棒状或方形，直径约 1 μm。内胚乳细胞多角形，含橙黄色脂肪油滴及糊粉粒（见图 5 - 11）。（海平，王水潮，2020）

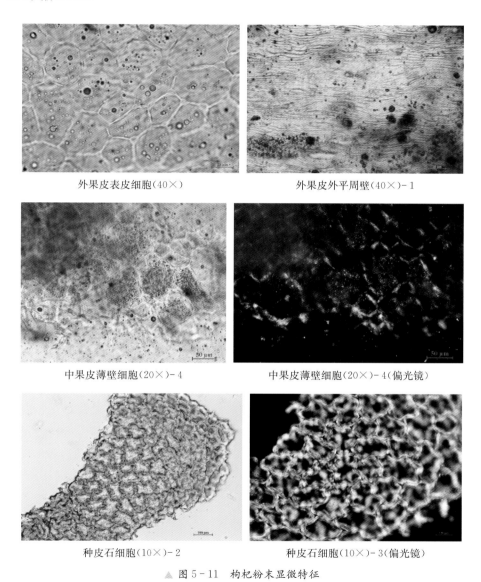

外果皮表皮细胞（40×）　　　　　　　外果皮外平周壁（40×）- 1

中果皮薄壁细胞（20×）- 4　　　　　中果皮薄壁细胞（20×）- 4（偏光镜）

种皮石细胞（10×）- 2　　　　　　种皮石细胞（10×）- 3（偏光镜）

▲ 图 5 - 11　枸杞粉末显微特征

▌ 质量控制

　　《中国药典》（2020 年版）规定：水分不得超过 13.0%，总灰分不得超过 5.0%，重金属及有害元素铅不得超过 5 mg/kg,镉不得超过 1 mg/kg,砷不得超过 2 mg/kg,汞不得超过 0.2 mg/kg,铜不得超过 20 mg/kg,浸出物不得少于 55.0％。本品以干燥品计算,含枸杞多糖以葡萄糖($C_6H_{12}O_6$)计不得少于 1.8％,含甜菜碱($C_5H_{11}NO_2$)不得少于 0.50％。

道地特征

柴杞以粒大、色红、肉厚、子少、柔软滋润、味甜者为佳。

炮制

1. 枸杞子　果实成熟后晒干或热风烘干,去果梗。
2. 取枸杞子　用菟丝子拌炒至鼓起,筛去菟丝子即可。
3. 盐枸杞子　取盐置热锅中翻动,炒至滑动,投入枸杞子,炒至表面鼓起,取出,筛去盐,摊凉。

性味与归经

甘,平。归肝、肾经。

功能与主治

滋补肝肾,益精明目。用于治疗肾虚骨痿,阳痿遗精,久不生育,早老早衰,须发早白,血虚萎黄,产后乳少,目昏不明,内外障眼,内热消渴,劳热骨蒸,虚痨咳嗽,干咳少痰等病症。

贮藏

置阴凉干燥通风处,防潮、防蛀,夏天防闷热,易返潮变软,高温季节一般冷藏保管。

附注

柴达木道地枸杞荣誉如下。

1983 年,柴达木盆地"诺木洪枸杞"获国家外贸部优质产品荣誉证书,被誉为"柴杞";

1994 年,柴达木盆地"诺木洪枸杞"获国家农业部农产品博览会金奖;

2011 年,青海省人民政府授予柴达木盆地枸杞"柴达木"著名商标;柴达木枸杞基地被上海大世界吉尼斯总部评为"海拔最高的连片种植基地";

2012 年,柴达木枸杞参加"中国绿色食品 2012 年上海博览会"荣获畅销产品奖;

2013 年,柴达木枸杞被授予"全国高寒区枸杞种植产品知名品牌创建示范区"称号;

2014 年,青海诺木洪农场 6.8 万亩枸杞基地被批准为"全国绿色食品原料标准化生产基地";青海诺木洪农场产"柴达木枸杞"荣获金奖；

2015 年,青海诺木洪林场(农场)被中国经济林协会授予"中国枸杞之乡"称号；

2015 年,青海康普"遥远地方",国际有机枸杞基地被中药协会认定为"优质道地药材(枸杞子)示范基地"；

2017 年,青海有 20 家企业有机枸杞认证通过中国有机枸杞认证面积 5.6 万亩,通过欧盟认证面积 8.1 万亩,成为全国有机认证面积最大的地区；

2020 年,青海柴达木枸杞正式入选欧盟保护地理标志名单；

2022 年,青海柴达木枸杞农产品地理标志正式使用。

第六章 唐古特大黄

Tang gu te da huang

RHEI TANGUTICI RADIX ET RHIZOMA

大黄属植物全世界约有 60 种,中国有 41 种 4 变种,其中在青海分布有 11 种。青林改〔2021〕865 号收录唐古特大黄 *Rheum tanguticum* Maxim. ex Balf,为历版《中国药典》收载品种。青海大黄野生资源占到全国 1/3,在青海东部农业区及各地种植面积较大。青海大黄蕴藏量大,资源量约 1 200 万千克,其中果洛州的资源量占青海省 63%,是青海野生唐古特大黄集中产区。唐古特大黄目前以栽培品种数量居多,因青海大黄主要集散于西宁,故名"西宁大黄",是全国大黄的优良品种。青海唐古特大黄出产历史悠久,以产量高、质量好和疗效佳驰名中外,现除供应全国市场外,主要出口国外,是青海大宗道地药材之一。

道地来源

本品为蓼科植物唐古特大黄 *Rheum tanguticum* Maxim. ex Balf 的干燥根和根茎。

道地历史

大黄始载于《神农本草经》,列为下品,"味苦,主下瘀血,泻下"。《名医别录》言大黄"平胃,下气,除痰实,肠间结热,心腹胀满,女子寒血闭胀,小腹痛,诸老血留结……大黄生河西山谷及陇西(今甘肃、青海部分地区)"。《本草经集注》曰:"今采益州北部汶山及西山者,虽非河西、陇西,好者犹作紫地锦色,味甚苦涩,色至浓黑……将军之号,当取其骏快矣。"记载了大黄的产地河西(今青海、甘肃交界处黄河以西)及陇西、四川汶山郡(今四川阿坝州东南部)和西山(今岷山、邛崃山、鹧鸪山)等,大黄药材性状特征为"紫地锦色,味甚苦涩,色至浓黑",大黄功效为"将军之号"。《新修本草》记载:"今采益州北部汶山及西山者,虽非河西、陇西,好者犹作紫地锦色,味甚苦涩,色至浓黑,西川阴干者胜。"文中益州指今四川,河西陇西指今青海、甘肃一带。"幽、并以北渐细,气力不如蜀中者,今出宕州、凉州(今甘肃、青海)、西羌(今青海)、蜀地皆有。叶似蓖麻且,根如大芋,旁生细根如牛蒡。"其中提及"叶似蓖麻",而蓖麻叶常掌状分裂至叶片的一半以下,可见所用为深裂的掌叶大黄 *R. palmatum* 或全裂的唐古特大黄 *R. tanguticum*。其提到的"绳穿晾之"干燥方式被沿用至今。五代时期《日华子本草》记载:"大黄,廓州马蹄峡中者次。"文中廓州指今贵德、同仁、尖扎、化隆一带。清代《植物名实图考》记载了大黄的疗效,并附有大黄基原植物图,图中植物叶宽圆形,羽裂成小裂片,先端窄渐尖,形似掌叶大黄 R. palmatum,与翁倩倩(2021)考证一致。1963 年版《中国药典》明确药材大黄基原为药用大黄 R. officinale Baill.、掌叶大黄 R. palmatum L. 及其变种唐古特大黄 R. tanguticum Maxim. ex Balf.,均主产于甘肃、青海、四川;1977—2020 年版《中国药典》保持不变。综上所述,古代大黄产地、形态、功效与今青海分布的唐古特大黄、掌叶大黄一致。

《中国土特产大全》记载:中国大黄享誉海外,尤以青海省所产大黄量多质优而独占鳌头。西宁是青海大黄的集散地,故称"西宁大黄"。《青海省志·特产志》记载:"西宁大黄因个大色黄,从西宁销往外地而得名,又称大黄、将军、川军、锦纹等,藏语称君木扎。"《久治县志》记载:"大黄主产白玉、康赛等高山坡灌丛地,年产量较高,适宜在 8～9 月采挖。"《青海地道地产药材》记载:大黄是青海的地道药材,也是青海大宗药材之一,以其质地坚实、色泽好、油性大、加工手段独特而驰名中外。青海省是全国大黄的主要产区,其分布面广,蕴藏量大,其中果洛州的资源量占青海省资源量的 63%,是青海大黄的集中产区。

基原

唐古特大黄　多年生宿根高大草本,植株高大粗壮,高 1.5～2 m。根及根茎圆锥状或圆柱状,肉质肥厚,长 25～50 cm,直径 6～12 cm,不分枝或分枝(栽培者分枝甚多),表面棕褐色或黄褐色,有横皱纹。茎粗壮,单一,直立,高 1.5～2 m,中空,有节,节膨大。基生叶多数,叶片宽卵形、宽心形或近圆形,基部心形,长 30～60 cm,长宽近相等,掌状 5～7 深裂,裂片再作二至三回羽状深裂,小裂片狭披针形或狭长条形,基出脉 5 条,顶端渐尖,上面深绿色,疏生小乳头状突起,下面淡绿色,沿脉被短柔毛;叶柄长 30～40 cm,粗壮,肉质,半圆形或类圆形;茎生叶互生,较小,叶柄亦短;向上递减,托叶稍大型,膜质,黄褐色、棕褐色或棕红色,密被短柔毛,圆锥花序顶生,大型,分枝繁多,小枝挺直,花序轴密被乳头状毛;花小而多,排列紧密,花梗纤细,中下部有关节;花冠淡黄色至淡紫色,花被片 6 枚,两轮排列,外轮 3 片稍大,长约 12 mm,长倒卵形或长椭圆形;雄蕊 9 枚,花丝纤细,花药卵形,黄白色,露于花被片外;子房上位,三棱形,花柱 3,向下弯曲,柱头头状呈"V"字形。瘦果椭圆状三棱形,长 0.8～1.0 cm,具翅,顶端圆形或微凹,基部心形,紫褐色或黄褐色。花期 6～7 月,果期 7～9 月(见图 6-1 至图 6-3)。

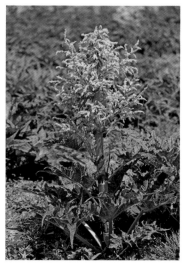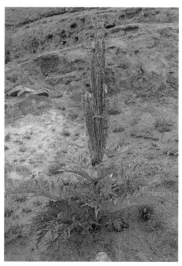

▲ 图 6-1　唐古特大黄植物

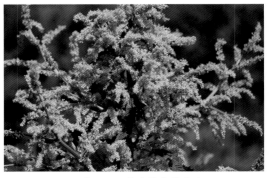
▲ 图6-2　唐古特大黄花序

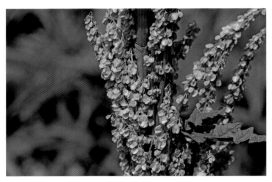
▲ 图6-3　唐古特大黄果序

生境与分布

　　唐古特大黄植物生长于青海果洛州、玉树州、黄南州、海南州各县,在西宁市区、海东地区,以及海西州大柴旦、乌兰、天峻、格尔木、德令哈均有分布(见图6-4)。果洛州和黄南州为唐古特大黄药材最佳适生区,在兴海、门源、西宁地区有人工栽培。唐古特大黄主要分布于青海东南部,地理范围在北纬 32°31′~39°05′,东经 97°49′~103°04′,海拔以 3 000~3 600 m和 3 800~4 200 m 两个区段为主。唐古特大黄植物畏冷凉,喜阳,耐寒,忌高温与水涝。适生区土壤富含腐殖质,属中性或弱碱性壤土,类型为石灰质土壤、黑钙土、高山草甸土。

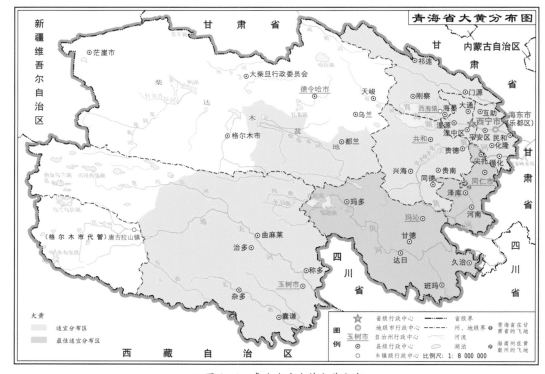
▲ 图6-4　青海省唐古特大黄分布

除青海外，唐古特大黄植物在四川西部及西北部、甘肃南部、西藏东部都有分布。东西跨经度约22°，南北跨纬度约10°。从祁连山脉经川西高原到雅鲁藏布江河谷地带，是优质唐古特大黄主产区（谢宗强，1999）。

产地加工

大黄种植3～5年后的秋季，当地上部分开始枯萎时便可收获，割去地上部分，挖出根和根茎，去除泥土，刮去粗皮，切成小段，晾干后烘干（见图6-5）。

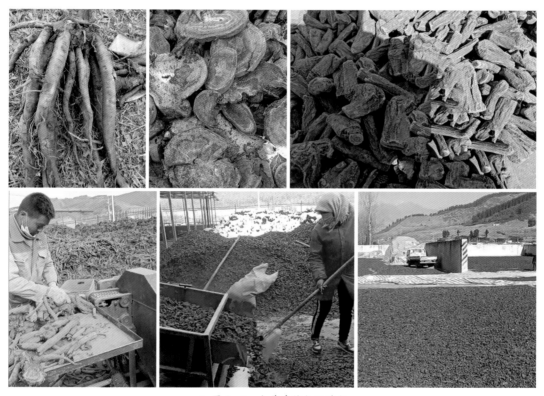

▲ 图6-5　大黄采收加工过程

大黄常用烘房烘干，先将大黄晾晒至切口处收缩并有黄白色油状物滴落，单层摆放，厚度大约10 cm，送入烘房烘干。一般应该连续烘干7～10日，每日翻动1次，温度调至45～50℃。待大黄切口处无油状物流出，再将温度升高至55～58℃，烘制20～30日，即可成为干品。切记烘房内温度不能超过60℃，烘烤到表皮显干时，要适量降温使其发汗回潮，之后才能继续烘干，这样反复操作直至大黄全干为止。

大黄全干之后，将其转入装药设备或木箱中用力冲撞，直至粗皮被撞去露出黄色为止。大黄干燥之后外表为黄棕色，坚实，纵纹可见明显的星点，有油性，味微苦、不涩，有清香气味。

商品规格

1. 野生西大黄　见图6-6。

统货：干货。去粗皮或未去粗皮，纵切或横向联合切成瓣段或块片，大小不分。质坚实，表面黄褐色或黄色，断面黄褐色或间有淡红色颗粒。横断面具放射状纹理或环纹。髓部有星点或散在颗粒。气清香，味苦微涩。无杂质、虫蛀、霉变。

2. 栽培西大黄　见图6-7、图6-8。

栽培品应在产品包装上注明产地、基原、生长年限、生产日期等信息。

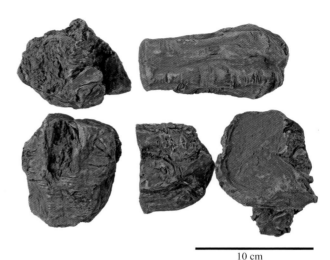

10 cm

▲ 图6-6　野生西大黄

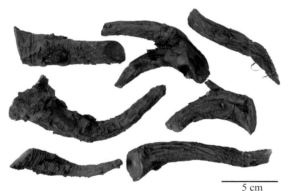

5 cm

▲ 图6-7　西大黄（未去粗皮）

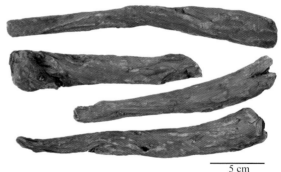

5 cm

▲ 图6-8　栽培西大黄（去粗皮）

药材产销

野生唐古特大黄主要分布于果洛州和黄南州，青藏交界的唐古拉山也有集中分布。20世纪70年代收购量45万～60万千克，90年代供不应求。在海东地区各县有大面积种植，而且品质较好，年产销量1000吨左右，销往安徽亳州、河北安国、四川成都、云南药材市场。

药材鉴别

（一）性状鉴别

1. 药材　本品类圆柱形、圆锥形、卵圆形或不规则块片状，长3～17 cm，直径3～10 cm。

除尽外皮者表面黄棕色至红棕色,有可见类白色网状纹理及星点(异型维管束)散在,残留的外皮棕褐色,多具绳孔及粗皱纹。质坚实,有的中心稍松软,断面淡红棕色或黄棕色,颗粒性。根茎髓部宽广,有星点环列或散在;根木部发达,具放射状纹理,形成层环明显,无星点。均以外皮黄棕色,锦纹明显、质坚实、气清香,味苦而微涩,嚼之粘牙者佳。气清香,味苦而微涩(见图6-9、图6-10)。

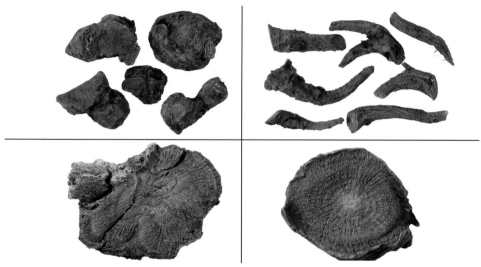

▲ 图6-9 大黄药材性状(左为根茎,右为根)

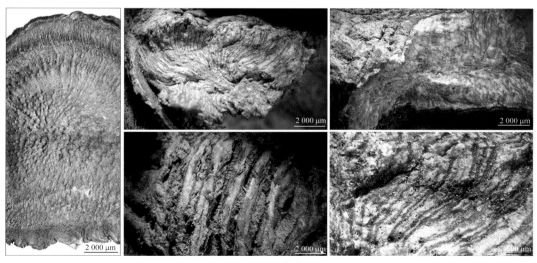

▲ 图6-10 大黄药材性状

栽培品:锦纹明显。质坚实,断面黄棕色,微有放射状褐色星点(根茎),紧密排列,并有棕黄色或棕红色弯曲线纹。

2. 饮片 本品呈不规则圆形厚片或块,大小不等。外表皮黄棕色或棕褐色,有纵皱纹及疙瘩状隆起。切面黄棕色至淡红棕色,较平坦有明显的散在或排列成环星点,有空隙(见图6-11)。

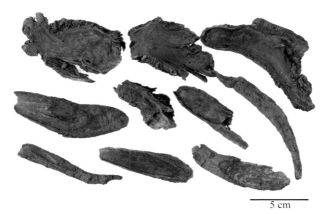

▲ 图 6-11　大黄饮片

（二）传统鉴别术语

"香结"：大黄的商品规格，将具有香气且质佳的西宁大黄加工成一定形状者。

"槟榔纹"：指大黄断面红棕色或黄棕色，外围具放射状纹理及明显环纹，其纹理似槟榔断面，故曰槟榔纹。

"锦纹"：大黄的断面红黄白相间的如丝状纹理的现象。

"水根"：指大黄药材初加工时剪去的侧根支根。相对细小，丝面网纹及星点少见。

"中吉"：传统上大黄的一种加工规格。即长形大黄切成段。

"片吉"：也称蛋片吉，传统上西大黄的一种加工规格。即大黄纵切成厚片状。

"苏吉"：传统上西大黄的一种加工规格。即体形较小的西大黄切成状。

（三）显微鉴别

1. 横切面显微特征　根木栓层和栓内层大多已除去偶有部分残留。残留木栓层为数列扁平细胞；残留栓内层由类圆形薄壁细胞组成，常有裂隙。韧皮部筛管群明显；薄壁组织发达。形成层成环。木质部射线较密，宽 2~4 列细胞，内含棕色物；导管非木化，常 1 至数个相聚，稀疏排列。薄壁细胞含草酸钙簇晶，并含多数淀粉粒（见图6-12）。

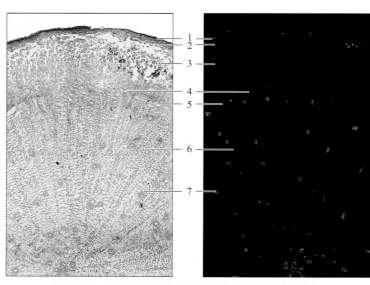

▲ 图 6-12　大黄根横切面正常光（左）与偏振光（右）对比

1.木栓层；2.栓内层；3.皮层；4.韧皮部；5.形成层；6.射线；7.导管

2. 粉末显微特征　粉末黄棕色。草酸钙簇晶直径 $20\sim160\,\mu m$，有的至 $190\,\mu m$。具缘纹孔导管、网纹导管、螺纹导管及环纹导管非木化。淀粉粒甚多，单粒类球形或多角形，直径 $3\sim45\,\mu m$，脐点星状；复粒由 $2\sim8$ 分粒组成(见图 $6-13$)。

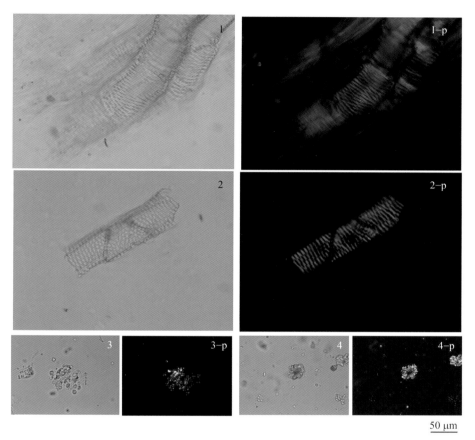

▲ 图 6-13　大黄粉末显微特征(X-p 代表偏振光)

1.网纹导管；2.具缘纹孔导管；3.淀粉粒；4.草酸钙簇晶

质量控制

《中国药典》(2020 年版)规定:大黄不得含有土大黄苷，水分不得超过 15.0%，总灰分不得超过 10.0%，浸出物不得少于 25.0%。本品按干燥品计算，含总蒽醌以芦荟大黄素 $(C_{15}H_{10}O_5)$、大黄酸 $(C_{15}H_8O_6)$、大黄素 $(C_{15}H_{10}O_5)$、大黄酚 $(C_{15}H_{10}O_4)$ 和大黄素甲醚 $(C_{16}H_{12}O_5)$ 的总量计不得少于 1.5%，含游离蒽醌以芦荟大黄素 $(C_{15}H_{10}O_5)$、大黄酸 $(C_{15}H_8O_6)$、大黄素 $(C_{15}H_{10}O_5)$、大黄酚 $(C_{15}H_{10}O_4)$ 和大黄素甲醚 $(C_{16}H_{12}O_5)$ 的总量计不得少于 0.20%。大黄饮片类含量同药材，其中水分不得超过 13.0%，游离蒽醌不得少于 0.35%。酒大黄与熟大黄、大黄炭游离蒽醌不得少于 0.50%。大黄炭总蒽醌不得小于 0.90%。

道地特征

以个大不糠、轻重适当、质坚实、外表细洁、内色红黄、"锦纹"及"星点"明显、有油性、气清香、味苦而微涩、嚼之粘牙、有沙粒感者为佳。

混淆品与伪品

1. 藏边大黄　本品为蓼科植物藏边大黄 *Rheum australe* D. Don 的干燥根及根茎。

鉴别特征:呈圆锥形、圆柱形,长 4～20 cm,直径 1～5 cm;表面红棕色,少数灰褐色、黄褐色;有纵皱纹,新横断面多呈淡蓝灰色呈灰蓝紫色,有明显的层环纹和棕红色射线,无星点;气微,味苦而微涩。新断面在紫外灯(365 nm)下呈蓝紫色荧光。

2. 信州大黄　本品为蓼科植物信州大黄 *Rheum palmatum* × *Rheum coreanum* 的干燥根茎。

鉴别特征:多加工成椭圆形块状;长 5～9 cm,直径 46 cm;表面呈棕褐色,外皮多已除去,可见网状纹理及星点。

3. 心叶大黄　本品为蓼科植物心叶大黄 *Rheum acuminatum* Hook. f. et Thoms. ex Hook. 的干燥根及根茎。

鉴别特征:呈类圆柱形,多为 3.5 cm 以下,上部有茎痕及根痕;表面具有黑褐色的薄外皮,外皮脱落处为皮部及木部,横断面浅灰色或浅紫灰色,形成层环明,有半径放射状棕红色射线,无星点,香气弱,味苦而微涩。新断面在荧光灯下显蓝紫色荧光。

4. 河套大黄　本品为蓼科植物河套大黄 *Rheumho hotaoense* C. Y. Cheng et Kao 的干燥根及根茎。

鉴别特征:呈圆柱形、圆锥形多纵切成块状,长 3～15 cm,直径 3～5 cm。具灰褐色或灰黑色栓皮,表面有油沟及皱纹,除去栓皮多为土黄色或黄褐色。新鲜横断面淡黄棕至暗棕色,无星点。气浊而特异,味涩而微苦。新鲜断面在荧光灯下观察呈蓝紫色荧光。

5. 华北大黄　本品为蓼科植物华北大黄 *Rheum franzenbachii* Munt. 的根及根茎。

鉴别特征:呈圆柱形或类圆柱形,多一端较粗,另一端稍细,长 5～11 cm,直径 1～5 cm。栓皮多刮去。表面黄棕色或黄褐色,无横纹。质坚而体轻,断面无星点,有细密而直的红棕色射线。气浊,味涩而苦。其中祁黄(多栽培)体型较大,籽黄、峪黄多呈条状。新断面在荧光灯下显蓝紫色荧光。紫外光谱鉴别法同大黄,在 322±2 nm 处有最大吸收峰。

6. 天山大黄　本品为蓼科植物天山大黄 *Rheum wittrockii* Lundstr. 的根及根茎。

鉴别特征:呈类圆柱形,长 4～21 cm,直径 1～5 cm。表面棕褐色或灰褐色。断面黄色,有明显形成层环及半径放射状棕红色射线,并有同心质环、无星点。香气弱,味苦而涩。新断面在荧光灯下观察呈紫色荧光。本品含土大黄苷,泻下作用差。

7. 羊蹄　本品为蓼科植物羊蹄 *Rumex japonicus* Houtt. 及尼泊尔酸模 *Rumex nepalensis* Spreng. 的根。

鉴别特征:①羊蹄根:呈圆锥形或类圆锥形,较粗。表面为暗棕色,有横长样皮孔疤痕及皱纹。质硬,易折断,断面黄棕色,颗粒性,偶见腐朽样空洞。具特殊香气,味微苦涩。②尼泊尔羊蹄根：呈类圆锥形，多有分枝及须状毛，有多数密集横纹。表面黄灰色，具横长皮孔样疤痕。质硬易折断，断面淡棕色。气微。味苦涩。

炮制

1. 大黄　取原药材，分开大小，除去杂质，洗净，闷润至软后，切厚片或块，干燥。

2. 熟大黄　取大黄原药材，净制成片或块状，用黄酒拌匀，置适宜的容器内密闭，隔水炖或蒸至大黄内外呈黑褐色时，取出干燥（每 10 kg 大黄，用黄酒 0.3 kg）（见图 6 - 14）。

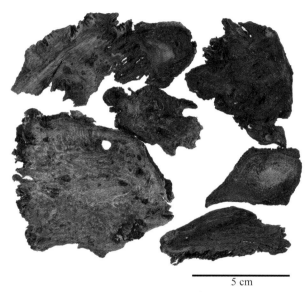

5 cm

▲ 图 6 - 14　熟大黄

3. 酒大黄　取大黄片或块，用黄酒喷淋拌匀，稍闷，置炒制容器内，用文火加热炒制，待色泽变深时取出放凉（每 10 kg 大黄，用黄酒 1 kg）（见图 6 - 15）。

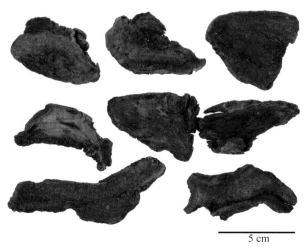

5 cm

▲ 图 6 - 15　酒大黄

4．大黄炭　取大黄片或块，置炒制容器内，用武火加热炒至表面焦黑色，内部焦褐色，取出放凉（图 6－16）。

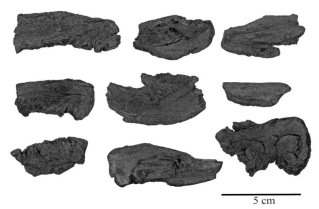

5 cm

▲ 图 6－16　大黄炭

5．醋大黄　取大黄片或块用米酒淋匀闷拌，用文火炒至醋干放凉（每 10 kg 大黄，用米醋 15 kg）（图 6－17）。

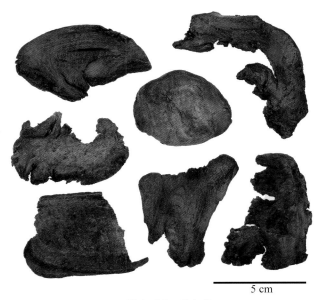

5 cm

▲ 图 6－17　醋大黄

性味与归经

苦，寒。归脾、胃、大肠、肝、心包经。

功能与主治

泻热通肠,凉血解毒,逐瘀通经。用于实热便秘,积滞腹痛,泻痢不爽,湿热黄疸,血热吐衄,目赤,咽肿,肠痈腹痛,痈肿疔疮,瘀血经闭,跌打损伤;外治水火烫伤。

酒大黄善清上焦血分热毒,用于目赤咽肿,齿龈肿痛。熟大黄泻下力缓,泻火解毒;用于火毒疮疡。大黄炭凉血化瘀止血,用于血热有瘀出血症。制剂有大黄流浸膏。

贮藏

置于干燥通风处,用木箱包装完整,防止虫蛀和霉变。

附注

掌叶大黄与本品同为药典大黄药材来源,并在青海有生产经营历史。掌叶大黄植株与唐古特大黄相似,唯不同的是:叶片宽卵形或近圆形,直径 30～40 cm,掌状分裂,裂深至叶片的 1/2 左右,裂片 5～7 枚,宽三角形,有时裂片再作羽状分裂或有粗齿基部略呈心形。花紫红色或带红晕的紫色,开展后呈淡黄色。瘦果长方状椭圆形,沿棱生翅,长 1 cm 左右,宽 7～9 mm。花期 6～7 月,果期 7～8 月(图 6 - 18)。

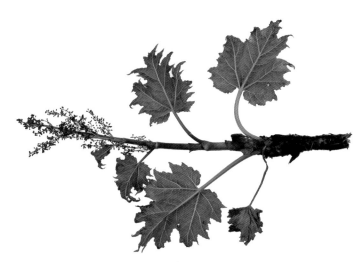

▲ 图 6 - 18　掌叶大黄植株性状

掌叶大黄分布于青海黄南同仁县,海南州及海东农业区的林缘和草地半潮湿处,海拔 2 300～4 400 m,喜阴坡、半阴坡草地,在温凉湿润土壤疏松的环境中多见,具广泛的生态适应性。

第七章　川　贝　母

Chuan bei mu

FRITILLARIAE CIRRHOSAE BULBUS

　　贝母属植物全世界有 60 余种，中国有 20 种和 2 变种，其中在青海分布有 5 种。《中国药典》(2020 年版)将川贝母、暗紫贝母、甘肃贝母、梭砂贝母、太白贝母和瓦布贝母的干燥鳞茎统称为药材"川贝母"，其商品规格分"松贝""青贝"及"炉贝"。其中暗紫贝母、甘肃贝母、卷叶贝母、梭砂贝母在青海地区有广泛的分布和悠久的历史，产量大且质量好，在青海又称为"青贝母"。青林改〔2021〕865 号收录暗紫贝母 *Fritillaria unibracteata* Hsiao et K. C. Hsia，除此之外，甘肃贝母、卷叶贝母、梭砂贝母的干燥鳞茎也作为青贝母入药。其中，暗紫贝母是"松贝"的主要商品来源，梭砂贝母是"炉贝"的主要商品来源，两者在青海果洛州久治、班玛一带分布较多，近年来在西宁和海东市种植成功，互助县林川镇建有 650 多亩川贝母种植基地。青贝母是青海名贵药材品种之一，也是青海大宗外销道地药材。

道地来源

　　本品为百合科植物暗紫贝母 *Fritillaria unibracteata* Hsiao et K. C. Hsia、甘肃贝母 *Fritillaria przewalskii* Maxim. 、川贝母 *Fritillaria cirrhosa* D. Don、梭砂贝母 *Fritillaria delavayi* Franch. 的干燥鳞茎。

道地历史

　　川贝母之名最早见于《滇南本草》，在"枇杷"条下收载，有可治"喉喘咳嗽、喉有痰声"的"奇方"。组成为：枇杷叶五钱(去毛)、川贝母一钱半(去心)、杏仁二钱、陈皮二钱。明末后期有了浙贝母与川贝母一起应用的记载。《本草汇言》载："贝母专司……若解痈毒，破癥结，消实痰，敷恶疮，又以土者为佳。然川者味淡性优，土者味苦性劣，二者宜分别用。"清代《本草崇原》云："河中、荆襄、江南皆有，唯川蜀出者为佳，其子在根下，内心外，其色黄白，如聚贝子，故名贝母。"《本经逢源》云："川者味甘最佳，西者味薄次之，象山者(浙贝母)微苦又次之，一种大而苦者，仅能解毒，并去心用。"《本草原始》中有南贝母和西贝母的记载，其中西贝母"色白体轻、双瓣、质优良"。《金世元中药材传统鉴别经验》中提到暗紫贝母作为商品松贝母的主流产品,记载:"主产于四川若尔盖、红原(毛尔盖)、松潘、九寨沟(南坪)、茂县、汶川、理县(杂谷脑)、平武、黑水、马尔康;青海久治、班玛、达日、同仁、同德等。"《中国药材学》记载暗紫贝母分布于四川、青海,甘肃贝母分布于甘肃、青海、四川,卷叶贝母分布于西藏、云南、四川、青海,梭砂贝母分布于青海、四川、云南等地。历史上贝母主流品种经历了土贝母、浙贝母、川贝母演变,川贝母被称为"西贝母",其色白体轻、双瓣、品质优良的特征符合分布于今青海应用的川贝母 *F. cirrhosa*、暗紫贝母 *F. unibracteata*、甘肃贝母 *F. przewalskii* 和梭砂贝母 *F. delavayi* 形态与功效,为正品。

《青海省志·特产志》记载:贝母系百合科植物,多年生草本。青海产贝母为川贝母、暗紫贝母、甘肃贝母即藏语称"聂娃"和梭砂贝母即藏语称"阿皮卡"的干燥鳞茎等。按药用商品,前三种按其形状不同分别称"松贝""青贝",后一种称"炉贝",统冠于"青贝母"名下。贝母以鳞茎入药,主治肺热咳嗽。《青海经济植物志》记载:康定贝母 *Fritillaria cirrhosa*,产玉树,鳞茎入药,为"川贝"之一,作镇咳祛痰药;梭砂贝母 *F. delavayi*,产治多、称多、杂多、玉树、囊谦等县,鳞茎入药,称"炉贝";甘肃贝母 *F. przewalskii*,产青海东部农业区及黄南、海北、玉树、果洛等州,鳞茎药用;暗紫贝母 *F. unibracteata*,产青海兴海、河南、玛沁、班玛、久治等县,为药材"川贝"主要来源。川贝母在青海被称为青贝母,有较好的药用品质,是当地的主要道地药材。

基原

1. 暗紫贝母　多年生草本,高 10～35 cm。鳞茎由 2～4 枚鳞片组成,直径 6～10 mm。茎直立,具紫斑,光滑。下部叶对生,上部叶互生,条形或条状披针形。从 1.5～4.5 cm,宽 2～6 mm,先端钝,不卷曲。花单生,深紫色,有黄褐色小方格;叶状苞片 1 枚,先端不卷曲;花被片长圆形或卵状长圆形,内层者较外层宽,长 1.6～2.2 cm,宽约 1.1 cm;雄蕊长约为花被片的一半,花药基着,花丝具乳突或无;柱头裂片极短,长不逾 1 mm。蒴果长约 1.5 cm,直径约 1 cm。花果期 6～9月(见图 7-1)。

2. 甘肃贝母　多年生草本。高 20～50 cm。鳞茎圆形或卵圆形由 2 枚鳞片组成,直径 5～10(15)mm。下部叶对生,上部叶互生,条形,长 3～10 cm,宽 3～12 mm,先端钝或渐尖,不卷曲或最上部的先端卷曲;叶状苞片 1 枚,狭而长,先端尾状渐尖,卷曲或不卷曲。花单生,偶有 2 朵,浅黄色或红黄色,有黑紫色或紫褐色斑点;花被片长圆形或长圆状倒卵形,长 2～3.2 cm,宽 7～11 mm,先端钝或有小尖,内层较外层的宽;雄蕊长为花被片的一半,花丝有乳突;柱头裂片短,长不逾 1 mm。蒴果长宽近相等,直径 1～1.3 cm。花果期 6～8月(见图 7-2)。

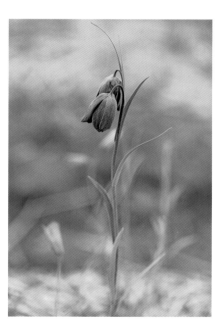

▲ 图 7-1　暗紫贝母植物

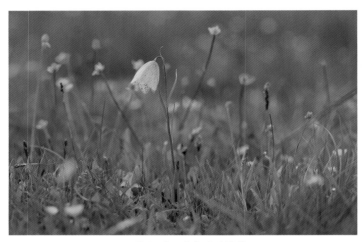

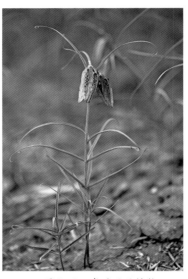

▲ 图7-2 甘肃贝母植物

▲ 图7-3 卷叶贝母植物

3. 卷叶贝母 多年生草本。植株长 15～50 cm。地上茎直立,圆柱形,直径约 5 mm,光滑无毛,与鳞茎相接的一段细瘦。鳞茎由 2 枚鳞片组成,直径 1～1.5 cm。叶通常对生,少数在中部兼有散生或 3～4 枚轮生,条形至条状披针形,长 4～12 cm,宽 3～5 mm,先端稍卷曲或不卷曲。花通常单朵,极少 2～3 朵,紫色至黄绿色,通常有小方格网状,少数具有斑点或条纹;每花有 3 枚叶状苞片,苞片狭长,宽 2～4 mm;花被片长 3～4 cm,外三片宽 1～1.4 cm,内三片宽可达 1.8 cm,蜜腺窝在背面明显凸出;雄蕊长约为花被片的 3/5,花药近基着,花丝稍具或不具小乳突柱头裂片长 3～5 mm。蒴果长宽各约 16 cm,棱上只有宽 1～1.5 mm 的狭翅。花期 5～7 月,果期 8～10 月(见图7-3)。

4. 梭砂贝母 多年生草本。高 5～25 cm。鳞茎卵形由 2 枚至 3 枚鳞片组成,直径 1.5～2 cm。叶 3～5 枚、集生于茎中部,对生或互生,卵形或卵状椭圆形,长 2～6 cm,宽约 2.5 cm,先端钝或尖,不弯曲。花单生,浅黄色或灰黄色,具紫色或红褐色斑点,花被片长圆形或花被片的一半;花药基着;花柱裂片长不及 1 mm。蒴果短棱柱形,长约 3 cm,宽约 2 cm,棱上具狭翅,宿存花被包被蒴果。花果期 7～9 月。梭砂贝母生长于海拔 3 800～5 600 m 的砂石地或流沙岩石缝中,主要分布于果洛和玉树两地区(见图7-4)。

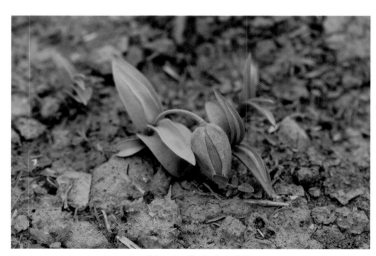

▲ 图7-4 梭砂贝母植物

生境与分布

贝母类药材来源植物生长于青海玉树州的杂多、称多、治多、囊谦,果洛州的玛沁、班玛、久治、玛多、甘德,青海东部大通、化隆、循化、互助,海南州的贵德、同德、兴海、贵南、共和,海西州乌兰、天峻、大柴旦,海北州的祁连、刚察、海晏、门源(见图7-5)。川贝母植物喜光照、喜温润、喜养分丰富的土壤。喜冷凉气候、耐寒、怕高温。喜荫蔽。以草甸和砂质轻黏性栗钙土为最好适生地。其中川贝母生于海拔3 200~4 600 m的高山草甸地带,主要分布于久治、囊谦、玉树、班玛等地。暗紫贝母生长于海拔3 200~4 500 m的灌丛草甸中,主要分布于玛沁、久治、河南、兴海、同德、玉树等地。甘肃贝母生长于海拔2 800~4 400 m的灌丛或草地中,主要分布于玉树州、果洛州、海东市、海南州及黄南州各地,在青海省分布范围较广。在青海大通、互助、玉树、班玛、玛沁、贵德等地,种植川贝母、暗紫贝母和甘肃贝母。玉树和果洛两地为青海川贝母最佳适宜分布区域。

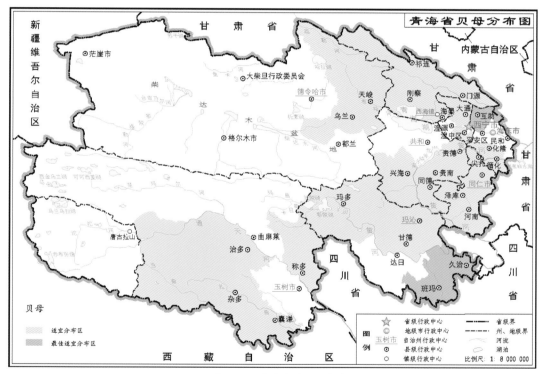

▲ 图7-5 青海省川贝母分布

在青海暗紫贝母为商品松贝和青贝之主流品种,马世震(2019)研究暗紫贝母生于灌丛草甸、常绿暗针叶林边缘、河滩灌丛、圆柏林下阴湿处,海拔3 200~4 500 m。在灌丛中以阴性山坡为主,阳性山坡灌丛数量极少,或生于多石岩壁阴处。根据野外实地调查,暗紫贝母主要分布在以金露梅(*Potentilla fruticosa*)、山生柳(*Salix oritrepha*)、高山绣线菊(*Spiraea alpina*)、窄叶鲜卑花(*Sibiraea angustata*)、杜鹃(*Rhododendron* spp.)、鬼箭锦鸡儿(*Caragana jubata*)、具鳞水柏枝(*Myricaria squamosa*)等灌木种类为主要优势种的高寒灌丛中。暗紫贝母在黄河干、支流地区可与甘肃贝母(*Fritillaria przewalskii*)的分布区重叠,可能会因基因交流而产生变异,其分布区是青海省高等植物最丰富的地区之一。

全国川贝母药材商品的来源植物主要分布于青藏高原东缘地区,包括了青海、川西、甘南、西藏东部、云南西北,是川贝母药材主要产区。川贝母在陕西、山西、宁夏、河南亦有分布。

产地加工

川贝母药材采收在第3年开始,第4年采收为主。9月底霜降后采收。采收前应当彻底清除杂草,然后按照播行开沟,仔细挑拣。拣收时尽量现场分级。若现场不便分级,则应当在采收后,立即清洁泥土并过筛分级,在日光烘房中或直接置于阳光下晾晒,切忌在石坝、水泥地、三合土或铁器上晾晒,晒干过程中切勿翻动,严禁用手直接接触。晒至表面呈粉白色,折断后断面可见内外干燥均匀即可。遇到阴雨天时,可在筛去泥土之后置于烘箱中60 ℃烘烤24 h,即可达到干燥要求(见图7-6)。

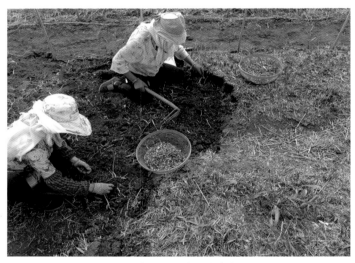

▲ 图7-6　川贝母采收

商品规格

1. 松贝　见图7-7。

一等干货:呈类圆锥形或近球形,鳞瓣二,大瓣紧抱小瓣,未抱部分呈新月形,顶端闭口,基部底平。表面白色,体结实,质细腻。断面粉白色。味甘微苦。每50 g在240粒以外,无黄贝、油贝、碎贝、破贝、杂质、虫蛀、霉变。

二等干货:呈类圆锥形或近球形,鳞瓣二,大瓣紧抱小瓣,未抱部分呈新月形,顶端闭口或开口,基部平底或近似平底。表面白色,体结实,质细腻。断面粉白色。味甘微苦。每50 g在240粒以内。间有黄贝、油贝、碎贝、破贝、无杂质、虫蛀、霉变。

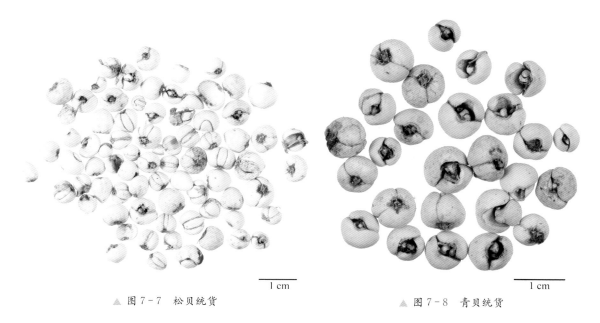

<table>
<tr><td>▲ 图 7-7 松贝统货</td><td>▲ 图 7-8 青贝统货</td></tr>
</table>

2. 青贝　见图 7-8。

一等干货：呈扁球形或类圆形，两鳞片大小相似。顶端闭口或微开口，基部较平或圆形。表面白色，细腻、体结。断面粉白色。味淡微苦。每 50 g 在 190 粒以内，对开瓣不超过 20%。无黄贝、油贝、碎贝、杂质、虫蛀、霉变。

二等干货：呈扁球形或类圆形，两鳞片大小相似。顶端闭口或开口，基部较平或圆形。表面白色，细腻、体结。断面粉白色。味淡微苦。每 50 g 在 130 粒以外，对开瓣不超过 25%。间有花油贝、花黄贝，不超过 5%。无全黄贝、油贝、碎贝、杂质、虫蛀、霉变。

三等干货：呈扁球形或类圆形，两鳞片大小相似。顶端闭口或开口，基部较平或圆形。表面白色，细腻、体结。断面粉白色。味甘微苦。每 50 g 在 100 粒以外，对开瓣不超过 30%。间有油贝、碎贝、黄贝不超过 5%。无杂质、虫蛀、霉变。

四等干货：呈扁球形或类圆形，两鳞片大小相似。顶端闭口或开口较多，基部较平或圆形。表面牙白色或黄白色，断面粉白色。味甘微苦。大小粒不分。兼有油粒、碎贝、黄贝。无杂质、虫蛀、霉变。

3. 炉贝　见图 7-9。

一等干货：呈长锥形，贝瓣略似马牙。表面白色。体结。断面粉白色。味苦。大小粒不分。间有油贝及白色破瓣。无杂质、虫蛀、霉变。

二等干货：呈长锥形，贝瓣略似马牙。表面黄白色或淡棕黄色，有的具有棕色斑点。断面粉白色。味苦。大小粒不分。间

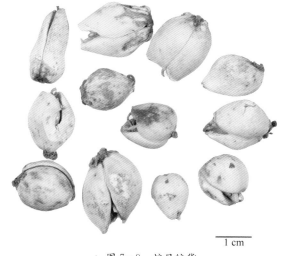

▲ 图 7-9 炉贝统货

有油贝、破瓣。无杂质、虫蛀、霉变（肖小河,2016）。

药材产销

20世纪50年代前,青海贝母主要集散于四川阿坝松潘市场,是茶马互市主流交换商品之一。60年代后期向西宁集散,计划性向全国供应。80至90年代收购后销往全国。2010年价格开始上涨,近年来久治贝母每千克涨到2 000～3 800元。互助县林川乡贝母种植基地产销量较大,多数商家收购川贝母向青海省内外销售。

青海省林业和草原局规定,川贝母采购应办理国家二级野生植物出售、收购行政许可,方可进行产销。

药材鉴别

（一）性状鉴别

1. 药材

（1）松贝:有尖贝、珍珠贝之称。呈类圆锥形或近球形,高0.3～0.8 cm,直径0.3～0.9 cm。表面类白色。外层鳞叶2瓣,大小悬殊,大瓣紧抱小瓣,未抱部分呈新月形,习称"怀中抱月",顶部闭合,内有类圆柱形、顶端稍尖的心芽和小鳞叶1～2枚;先端钝圆或稍尖,底部平,微凹入,中心有1灰褐色的鳞茎盘,偶有残存须根。质硬而脆,断面白色,富粉性。气微,味微苦(见图7-10)。

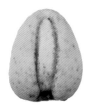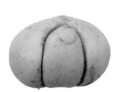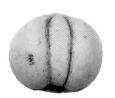

▲ 图7-10 松贝药材性状

（2）青贝:呈类扁球形,高0.4～1.4 cm,直径0.4～1.6 cm。外层鳞叶2瓣,大小相近。相对抱合,习称"观音合掌";顶端开裂,内有心芽和小鳞叶2～3枚及细圆柱形的残茎。富粉性。气微,味微苦(见图7-11)。

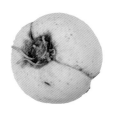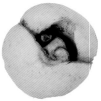

▲ 图7-11 青贝药材性状

（3）炉贝：呈长圆锥形，高 0.7～2.5 cm，直径 0.5～2.5 cm，表面类白色或浅棕黄色，稍粗糙，有的具棕色斑块，习称"虎皮斑"。外层鳞叶 2 瓣，大小相近，顶端开裂而略尖，开口称"马牙嘴"，露出内部细小的鳞叶及心芽。基部稍尖或较钝，不能放平直立。有南、北二路之分，产青海玉树省者称白炉贝，形似马齿（见图 7-12）。

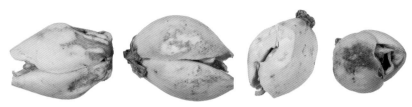

▲ 图 7-12 炉贝药材性状

（4）栽培品：呈类扁球形或短圆柱形，高 0.5～2 cm，直径 1～2.5 cm。表面类白色或浅棕黄色，稍粗糙，有的具浅黄色斑点。外层鳞叶 2 瓣，大小相近，顶部多开裂而较平（见图 7-13）。

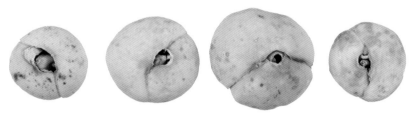

▲ 图 7-13 栽培品药材性状

青贝母药材均以质坚实、粉性足、色白者为佳（见图 7-14）。

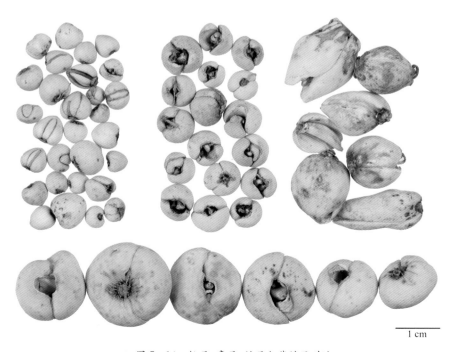

1 cm

▲ 图 7-14 松贝、青贝、炉贝加栽培品对比

2. 饮片

（1）本品饮片净制后，同原药材性状。

（2）本品饮片亦有细粉状，亦有捣碎成颗粒状。

（二）传统鉴别术语

"观音坐莲"：指松贝底部平，微凹入，能直立放稳，因置桌面上而不倒，形似观音坐莲台而得名。

"怀中抱月"：指松贝的外层 2 瓣鳞叶，一大一小，大瓣紧抱小瓣，未抱合小瓣部分呈新月形，似怀中抱月。

"缕衣黑笃"：指松贝基部间见黑斑，留有须根痕。

"尖贝"：指松贝中顶端较尖者。

"新月形"：指松贝中的小鳞叶形似初月的形状。

（三）显微鉴别

粉末显微特征　淀粉粒甚多，广卵形、长圆形或不规则圆形，有的边缘不平整或略作分枝状，脐点短缝状、点状、人字状或马蹄状，层纹隐约可见。导管为螺纹导管（见图 7 - 15）。

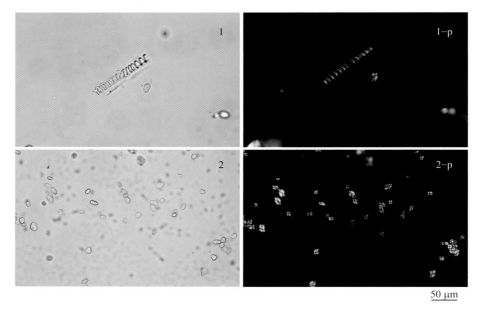

50 μm

▲ 图 7 - 15　川贝母粉末显微特征（X - p 代表偏振光）（400×）

1.螺纹导管；2.淀粉粒

质量控制

《中国药典》（2020 年版）规定：本品水分不得超过 15.0%，总灰分不得超过 5.0%，浸出

物不得少于 9.0%。本品按干燥品计算,含总生物碱以西贝母碱($C_{27}H_{43}NO_3$)计不得少于 0.050%。

道地特征

以粒小而均、色白粉性、质坚体重、味微苦甜者为佳。

炮制

(1) 取原药材,净制,捣碎,或碾成粗粒与粉状。
(2) 取原药材,净制,用水稍泡,捞出,闷润后掰瓣,去心。

性味与归经

苦、甘,微寒。归肺、心经。

功能与主治

清热润肺、化痰止咳、散结消痈。用于肺热燥咳,干咳少痰,阴虚劳嗽,痰中带血,瘰疬,乳痈,肺痈。

贮藏

置通风干燥处,防蛀。

第八章　秦　艽

Qin jiao　GENTIANAE MACROPHYLLAE RADIX

龙胆属植物全世界有约 400 种,中国有 247 种,其中在青海分布有 39 种 5 变种或亚种。青林改〔2021〕865 号收录麻花秦艽 *Gentiana straminea* Maxim.,为青海药材的道地主流品种。此外,青海尚有粗茎秦艽 *Gentiana crassicaulis* Duthie ex Burk.、达乌里秦艽(小秦艽)*Gentiana dahurica* Fisch.,其干燥根均为《中国药典》秦艽药材的基原品种。青海是麻花秦艽的三大传统主产区之一,其在青海已有 40 多年的收购经销历史,蕴藏量与产销量曾居全国之首。秦艽是青海优势中药商品资源之一,是出口创汇较大的品种。除野生采挖外,目前在青海东部种植秦艽约 10 余万亩,其中麻花艽品种质量优,深受市场推广,是青海传统的大宗道地药材。

道地来源

本品为龙胆科植物麻花秦艽 *Gentiana straminea* Maxim. 的干燥根。

道地历史

南北朝《本草经集注》载:"生飞鸟山谷。今出甘松、龙洞、蚕陵,长大黄白色为佳,根皆作罗纹相交,中多衔土。"甘松(今四川松潘)、龙洞(今宁强)、蚕陵(今茂县)。南北朝时期《雷公炮灸论》载:"凡使秦艽,须于脚文处认取,左文列为秦,治疾;右文列为艽,即发脚气。"首次以药材扭曲情况为品质评价特征,后人均以"左纹者良"为依据选择优质药材。宋代《本草图经》载:"今河陕州郡多有之,根土黄色而相交纠,长一尺已来,粗细不等,枝秆高五六寸,叶婆婆连茎梗,俱青色,如莴苣叶,六月中开花紫色,似葛花、当月结子。"河州,包括了今甘肃临夏、青海民和、循化的青甘交界处一带,也是古代枹罕县所在地。陕州指今河南三门峡市陕州区。《本草蒙筌》载:"出甘松(今四川松潘境内)、龙洞(今宁强县)及河陕诸州(今临夏、循化、青海民和、甘青交界处)。长大黄白色为优,新好罗纹尤妙。"《本草乘雅半偈》载:"生飞鸟山谷及甘松、龙洞、洛州(今洛川)、鄜州(今富县)、岐州(今岐山凤翔)者良。枝秆高五六寸,叶婆娑如莴苣叶,连茎梗俱青色,六月中开花紫色似葛花,当月结子。根黄色,长尺许,作罗纹交斜,其纹左列者佳,右列者不堪入药,令人发脚气病也。"《中药材手册》记载:"我国西北地区多有分布。主产于甘肃夏河、卓尼、青海化隆回族自治区、湟源、陕西太白区、枸邑,此外,内蒙古、四川、云南、湖北、河北、山西等地亦产以条粗、质实、肉厚、色黄不带黑皮者为佳。"本草记载药材特征与今青海分布的秦艽、粗茎秦艽、小秦艽相吻合。

《青海省志·特产志》记载:"秦艽为龙胆科植物,多年生草本,多数根向左拧,俗称左拧根。根粗壮,肉质。种类较多,有麻花秦艽、管花秦艽、小秦艽等。秦艽分布在全省各地,据普查全省资源量约 20 万吨,以黄南、果洛、海南等藏族自治州最为丰富。秦艽根入药,具有散风除湿、通络舒筋的作用。治风湿痹痛,骨蒸劳热,小儿疳积等症。秦艽是常用中藏药材之一,市场需求量大,近年由于盲目采挖,造成资源破坏,急需加强资源保护,有目的、有重点地开发利用。"《青海地道地产药材》记载:"秦艽是青海省中药商品的优势资源之一,系龙胆科植物麻花秦艽、小秦艽、管花秦艽的根。以黄南、果洛、海南州的野生资源量最为丰富。秦艽为青海省地道药材之一,市场需求量大,省内消耗量只占全省资源量 1/20,大部分销于省外。"

综上所述,秦艽是青海传统的道地药材,青海是麻花艽主要产地之一。

基原

麻花秦艽　多年生草本,高 10～35 cm,全株光滑,基部被枯存的纤维状叶鞘包裹。须根多数,扭结成一个圆锥形根。花枝多数,斜升。莲座丛叶宽披针形或卵状椭圆形,长 6～20 cm,宽 0.8～4 cm,两端渐狭,叶脉 3～5 条,叶柄宽,膜质,长 0.5～2.5 cm。聚伞花序顶生及腋生,排列成疏散的花序;花梗斜伸,不等长,小花梗长达 4 cm,总花梗长达 9 cm;花萼膜质,长 1.5～2.8 cm,一侧开裂,萼齿 2～5,钻形,长至 1 mm;花冠黄绿色,喉部具绿色斑点,漏斗形,长 3～4.5 cm,裂片卵形,长 5～6 mm,褶偏斜,三角形,长 2～3 mm;雄蕊整齐,蒴果内藏;种子褐色,表面有细网纹。花果期 7～9 月(见图 8-1、图 8-2)。

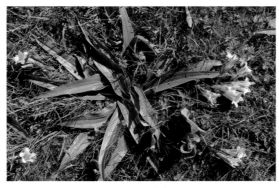

▲ 图 8-1　麻花秦艽植物

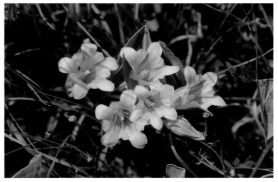

▲ 图 8-2　麻花秦艽的花

生境与分布

秦艽药材来源植物在青海分布广泛,除海西州、天峻、乌兰、格尔木以西、玉树唐古拉山乡、果洛州甘德、达日以外,几乎全省均有分布。麻花秦艽在青海主要生长在玛多、玛沁、久治、同仁、泽库、河南、兴海、共和、贵德、门源、祁连、化隆、湟源、湟中、大通、乐都、互助等地境内海拔在 2 100～4 500 m 的山坡草地、河滩、灌丛、林缘、草原地区,其中在海拔 2 500～3 500 m 地区分布较为广泛(见图 8-3)(张程,2009)。生长土壤微碱性,以高山草甸腐质土、荒漠及沙质壤土为主。类型为始成土、黑钙土、灰化土、黑土、石灰性冲积土、石灰性栗钙土、冰冻有机土。常于短蒿草草甸、杂类草草地、小蒿草草甸,金露梅灌丛等群落伴生,伴生植物主要有双叉细柄、重穗坡碱草、扁蕾、高山唐松草等。秦艽商品植物主要以麻花秦艽为主。青海省东部共和、兴海、泽库、门源、乐都、循化为最佳适宜分布区,在海东多个县域有种植。

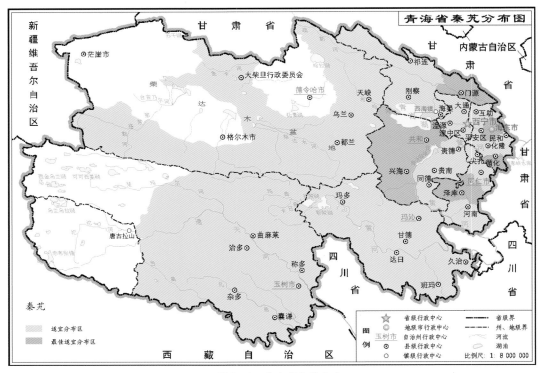

▲ 图 8-3　青海省秦艽分布

秦艽喜生长于潮湿、冷凉气候环境,耐寒,忌强光、怕积水,在疏松肥沃的腐殖土和砂质壤土中生长良好。全国秦艽药材主要分布于甘肃中部及南部,青海东部,宁夏南部、陕西、山西、四川、西藏东部和云南北部(卢有媛,2016)。

产地加工

　　秦艽生长缓慢,一般生长 2 年后或 3 年左右,在秋季 10 月下旬至 11 月上旬植株地上部分开始枯黄时割去茎叶,后熟 10～15 日再进行机械或人工采挖,起挖深度以深于根 2 cm 为宜,注意勿铲伤或铲断秦艽根。挖出后打碎土块,抖净泥土,拣出药材,然后用清水洗干净、使根呈乳白色,再放在专用场地或架子上晾晒,晾至须根完全干燥,主根基本干燥稍带柔韧性时,继续堆放 3～7 日发汗至颜色呈灰黄色或黄色时,再摊开将根晾至完全干燥即可。

商品规格

　　1. 野生麻花艽
　　一等:本品常有数个小根聚集交错缠绕,多向左扭曲,下端几个小根逐渐合生。表面棕褐色或黄棕色,粗糙,有裂隙呈网状纹,体轻而疏松。断面常有腐朽的空心。气特殊味苦涩。芦下直径≥1.0 cm。
　　二等:详见一等。与一等不一样的是:芦下直径 0.3～1.0 cm。
　　2. 栽培麻花艽　见图 8-4。
　　一等:本品常由数个小根聚集交错缠绕呈辫状或麻花状,有显著向左扭曲的皱纹。表面棕褐色或黄褐色、粗糙。有裂隙呈网纹状,体轻而疏松。断面常有腐朽的空心,气特殊,味苦涩。芦下直径≥1.8 cm。
　　二等:详见一等。与一等不一样的是:芦下直径 0.5～1.8 cm。

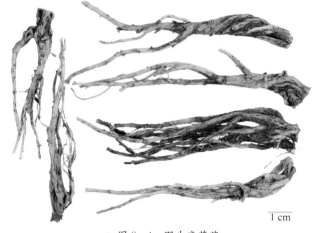

1 cm

▲ 图 8-4　野生麻花艽

药材产销

　　20 世纪 50 年代至 90 年代,秦艽产销基本处于平衡状态,2000 年以后由于野生资源下降,连续几年供应紧张,青海和甘肃开始大面积种植,产销趋于正常,价格在 26～200 元/kg。秦艽有西宁集散部分省内供应,大部分销往全国各地。

药材鉴别

(一) 性状鉴别

　　麻花艽　根略呈类圆锥形,根上部明显膨大,为数个残留根茎,根由 5～20 条小根相互

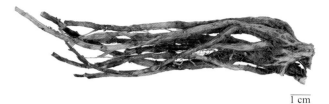

▲ 图8-5 麻花艽药材性状

缠绕交错扭转而成,形成麻花状或发辫状;独根者在根下部多分枝或分离后又相互联合。长10～25 cm,直径2～7 cm。表面棕褐色,粗糙,有多数旋转扭曲的纹理或深网状裂隙。质地松脆,易折断,断面多呈枯朽状(见图8-5)。

(二)显微鉴别

1. 横切面显微特征　外部细胞多颓废或破碎,近内皮层处有众多层呈不规则增厚的厚壁组织。内皮层明显。韧皮部宽广,有韧皮束散在,形成层明显。木质部呈放射状排列。导管单个散在或2～3个成群(见图8-6)。

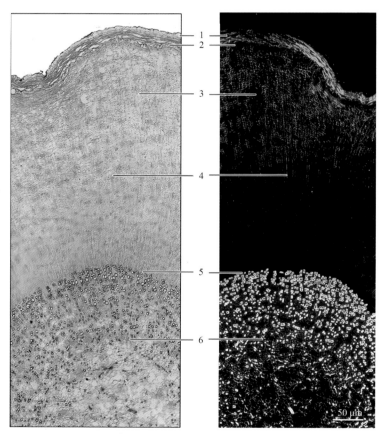

▲ 图8-6　秦艽根横切面正常光(左)与偏振光(右)对比

1.外皮层;2.内皮层;3.裂隙;4.韧皮部;5.形成层;6.木质部

2. 粉末显微特征　粉末黄棕色。螺纹及网纹导管,直径8～67 μm。草酸钙针晶细小,散在于薄壁细胞中。内皮层细胞巨大,无色或淡黄色。栓化细胞成片,淡黄棕色或无色。表面观呈类多角形、类长方体或不规则形,直径 20～166 μm,壁薄,略弯曲,平周壁有横向微细纹理,胞腔内有油滴状物,每个细胞不规则地分隔成 2～12 个小细胞,分隔壁隐约可见(见图 8－7)。

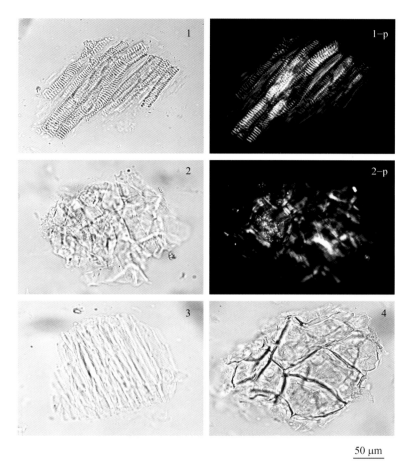

50 μm

▲ 图 8－7　秦艽粉末显微特征(X－p 代表偏振光)
1.螺纹导管;2.草酸钙针晶;3.内皮层细胞;4.栓化细胞

质量控制

《中国药典》(2020 年版)规定:本品水分不得超过 9.0%,总灰分不得超过 8.0%,酸不溶灰分不得超过 3.0%,浸出物不得少于 24.0%。本品按干燥品计算,含龙胆苦苷($C_{16}H_{20}O_9$)和马钱苷酸($C_{16}H_{24}O_{10}$)的总量不得少于 2.5%。饮片浸出物不得少于 20.0%,其余同药材。

道地特征

以主根粗长、肥厚、色棕黄或黄褐、气味较浓者为佳。

混淆品与伪品

1. 麻布七　本品为毛茛科植物高乌头 *Aconitum sinomontanum* Nakai 的根。

鉴别特征：呈类圆柱形或不规则形，稍扁而扭曲，有分枝，长短不一，直径 1.5～4 cm。表面棕色至棕褐色，粗糙不平，有明显的网状纵向裂隙，有的可见腐朽的空腔。质松脆，易折断，断面蜂窝状或中空。味苦。本品有毒，曾在市场有混淆，切勿误用。

2. 细梗秦艽　本品为龙胆科植物细梗秦艽 *Gentiana dahurica* Fisch. var. *gracilipes* (Tur.) Ma et K. C. Hisia 的根。分布甘肃、青海。

鉴别特征：小秦艽的变种，植株与小秦艽近似。不同点为花 1 朵顶生，少有 3 花组成的聚伞花序。根较细，表面粗糙，具黑棕色栓皮。味苦。

3. 长梗秦艽　本品为龙胆科植物长梗秦艽 *Gentiana waltonii* Burk. 的根。又名西藏黑皮秦艽。分布于西藏大部分地区，生于较干旱的山坡地。

鉴别特征：植株与小秦艽近似。不同点为花冠蓝紫色或深蓝色，叶革质，蒴果有柄。根有黑色栓皮，很难剥离。气特异，味苦。

4. 甘肃秦艽　本品为龙胆科植物甘肃秦艽 *Gentiana gannanensis* r. Wang et Z. C. Lou 的根。

5. 黄管秦艽　本品为龙胆科植物黄管秦艽 *Gentiana officinalis* H. Smith 的根。分布于甘肃甘南地区及青海民和。

鉴别特征：植株与大叶秦艽相似。不同点为花冠坛状钟形，喉部缢缩明显，裂片白色，平展。其根粗长，长 20～40 cm，上端直径 2～6 cm，并与 4～10 个根状茎相连。根上部具明显的斜向裂隙，根下部不分支。质地坚实，较难折断，中央有时形成小空洞，根的组织中不含草酸钙结晶。

6. 西藏秦艽　本品为龙胆科植物西藏秦艽 *Gentiana tibetica* King ex Hook. f. 的根。分布于西藏、四川、云南。生于海拔 2 900～4 300 m 的山坡草地、河滩或水沟边、灌丛间及路旁较湿润处。

鉴别特征：植株与粗茎秦艽近似。不同点为花冠宽筒形，花为淡黄绿色，冠檐外面带紫褐色，蒴果无柄。

炮制方法

1. 秦艽　取原药材，除去杂质，大小个分开，略泡，洗净，润透，切厚片，干燥。筛去碎屑（见图 8 - 8）。

2. 炒秦艽　取净秦艽片，置炒制容器内，用文火加热，炒至表面黄色，略见焦斑时，取出，放凉。筛去碎屑。

3. 酒秦艽　取净秦艽片，加入定量黄

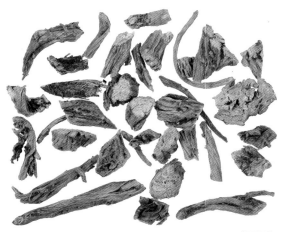

1 cm

▲ 图 8 - 8　秦艽饮片

酒拌匀,待黄酒被吸尽后,置炒制容器内,用文火加热,炒至表面黄色,略见焦斑时,取出,晾凉,筛去碎屑。秦艽每100 kg加黄酒20 kg。

性味与归经

辛、苦,平。归胃、肝、胆经。

功能与主治

祛风湿,通络止痛,退虚热,清湿热。用于风湿痹痛,筋脉拘挛,骨节酸痛;中风半身不遂;骨蒸潮热,小儿疳积发热,湿热黄疸。

贮藏

置通风干燥处。

附注

青海分布的其他收录秦艽品种如下。

1. 粗茎秦艽　多年生草本,高约40 cm,基部被枯叶鞘纤维。须根粘结成圆柱形根。枝粗壮,径约8 mm,少数,斜生。莲座丛叶宽椭圆形或椭圆形,稀卵状椭圆形,长11～30 cm,宽至9.5 cm,先端急尖,叶柄宽,长达8 cm;径生叶卵形或卵状椭圆形,长至11 cm,宽达5 cm,最上部叶苞叶状,包被花序。花多数,无梗,簇生枝顶呈头状,或腋生作轮状;花萼膜质,长6～8 mm,一侧开裂,顶端平截或圆形,萼齿极不明显;花冠壶形,下部黄白色,上部蓝紫色,有斑点,长约2 cm,裂片5,卵状三角形,长约3 mm,先端钝,褶偏斜,三角形,边缘有齿;雄蕊着生于冠筒中部。蒴果内藏;种子表面具细网纹。花果期7～8月(见图8-9)。

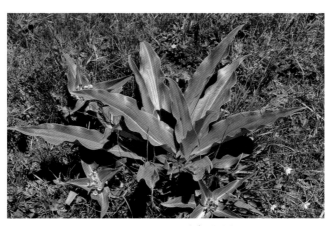

▲ 图8-9　粗茎秦艽植物

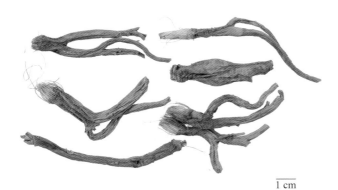

▲ 图 8-10　粗茎秦艽药材

生长于果洛州的斑玛和黄南州河南县。分布在海拔 2 000～4 000 m 处。

药材呈类圆柱形,上粗下细,扭曲,不直,长 10～30 cm,直径 1～3 cm。表面黄棕色或灰黄色,有纵向或扭曲的纵皱纹,顶端有残存茎基及纤维状叶鞘。质硬而脆,易折断,断面略显油性,皮部黄色或棕黄色,木部黄色。气特异,味苦,微涩(见图 8-10)。

2. 达乌里秦艽(小秦艽)　多年生草本,高 5～20 cm;基部被枯存的纤维状叶鞘。须根粘结成左拧的圆柱形根,枝多数,斜升,常紫红色,光滑。莲座丛叶披针形或线状椭圆形,长 5～12 cm,宽至 1.5 cm,先端渐尖,叶柄膜质,鞘状,长至 4 cm;茎生叶少,线性至线状披针形,长至 4 cm,鞘长至 1 cm。花少数,顶生和腋生,组成疏松的聚伞花序;花梗不等长,长至 2.5 cm;花萼筒膜质,黄绿色,筒状,不裂,稀一侧浅裂,长 7～15 mm,萼齿 5,不整齐,线形,长 1～6 mm,弯缺平截或近圆形;花冠深蓝紫色,有时喉部有多数黄色斑点,筒状或漏斗形,长 3.5～4.5 cm,或侧花销短,裂片 5,卵形或卵状椭圆形,长 5～7 mm,先端钝或圆形,稀稍有尖头,褶小,三角形,雄蕊着生冠筒中下部。蒴果内藏;种子表面有细网纹。花果期 7～9 月(见图 8-11)。

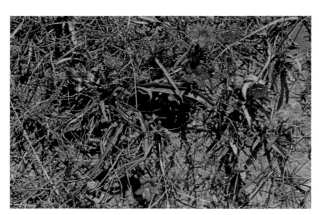

▲ 图 8-11　达乌里秦艽植物

生长于果洛州的玛多、玛沁,黄南的同仁、泽库,海西州的德令哈、乌兰、海南州的共和、贵德,海东市的湟源、湟中、乐都,海北州刚察、祁连、门源。生长于海拔 1 300～3 900 m。

药材呈类圆锥形或类圆柱形,长 8～15 cm,直径 0.2～1 cm。表面棕黄色。主根通常 1 个,残存的茎基有纤维状叶鞘,下部多分枝。断面黄白色(见图 8-12)。

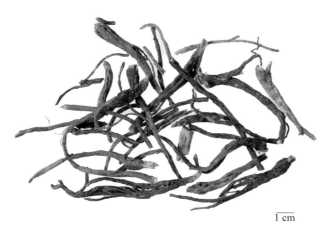

▲ 图 8-12　达乌里秦艽(小秦艽)药材

第九章 羌 活

Qiang huo NOTOPTERYGII RHIZOMA ET RADIX

羌活属植物全世界有 2 种,中国有 2 种 1 变种,其中在青海分布有 2 种。青林改〔2021〕865 号收录羌活 *Notopterygium incisum* Ting ex H. T. Chang,其商品多为蚕羌。另外,青海还有宽叶羌活 *Notopterygium franchetii* H. de Boiss. ,野生分布与种植量多,海拔较低,种植面积较大。宽叶羌活与羌活同为药典品种,称西羌,多源于宽叶羌活,宽叶羌活商品多为大头羌和条羌。羌活因产羌人居住地而得名,是当地百姓治病的良药,以朱砂点多、香气浓郁者为佳。青海产羌活闻名全国,是青海传统的内销和出口药材,商品中以蚕羌占据优势,产量高,质量好。青海是羌活道地药材主产区。

道地来源

本品为伞形科植物羌活 *Notopterygium incisum* Ting ex H. T. Chang 或宽叶羌活 *Notopterygium franchetii* H. de Boiss. 的干燥根茎和根。

道地历史

羌活始载于《神农本草经》独活项下,别名以为羌活、独活为同一种药材。《名医别录》沿用了此观点,记载:"味甘,微温,无毒。主治诸贼风,百节痛风无久新者。一名胡王使者,一名独摇草。草得风不摇,无风自动,生雍州(今青海部分地区)或陇西南安。二月、八月采根,曝干。蠡实为之使。"《新修本草》认为两者是一物,但是临床应用有所区别,记载:"疗风宜用独活,煎水宜用羌活。"《药性论》开始将羌活、独活分列,并从性味归经等方面进行了详细区别,叙述:"独活,治中诸风湿冷,奔喘逆气,皮肌苦痒,手足挛痛、劳损,主风毒齿痛;羌活,治贼风失音不语,多痒,手足不遂,口面㖞斜,遍身㿌痹血癫。"《本草经集注》记载:"一名胡王使者(青海)……此州郡县并是羌活。羌活形细而多节,软润,气息极猛烈。"《本草原始》记述称:"羌活《本经》上品,今人多用鞭节,南羌活节少,西羌活节多。南、西羌活并苍紫色,气味芳烈。"结合所附图"南羌活"及"西羌活",显然分别为"蚕羌"及"竹节羌"类型。《药材资料汇编》记载:"羌活有川羌、西羌两种。川羌产于松潘属小金州、茂县、汶川、理县等地,向灌县

(今都江堰市)集散叫灌羌,品质优良。西羌产在甘肃临夏、天水(岷洮一带)、武威,青海西宁、民和、湟中等地所产,市上统称'西羌',又叫'牛尾羌'。体松、气味浊而带膻,在江、浙诸省,过去认为该路货品质不道地,不入药,多作香料用,但华南及出口,却有大宗销量。"

《中国土特产大全》记载:"西羌活。"东汉时,中国西北有一个强盛的少数民族——羌族。他们在今甘肃、青海、四川北部等广大地区游牧。汉朝中央政权为管理羌族等少数民族事务,曾专门设置了"护羌校尉"这一官职。在我国的中药材里,有一种名叫"护羌使者"的药,这就是当年羌族人民用以治病的重要药材。人们凡有头痛脑热、感冒伤风或关节疼痛,都要用这种药——羌活。《青海黄南药用植物》收载了宽叶羌活和羌活,产于同仁县、泽库县、河南县,生于海拔2 300~4 200 m的高山草甸、高山灌丛、林下林缘。《青海高原本草概要》收载了羌活和宽叶羌活,分布于西宁市及青海东部农业区,玉树、果洛、海南、海北、黄南州。以干燥根及根茎入药,辛、苦、温,祛风胜湿,散寒止痛,治风寒感冒、头痛、身痛、风湿痹痛。

古今本草记载羌活的功效、产地与特征与现今使用的产于青海、甘肃、四川的羌活、宽叶羌活较为一致。青海产羌活在中医临床应用已有约2 000年历史。

基原

1. 羌活　多年生草本,高0.5~1.5 m。根状茎发达,常呈竹节状。茎少分枝,茎直立。三回羽状复叶;总叶柄基部具鞘,疏生乳突;小叶三角状卵形至狭卵形,长1.2~3.3 cm,宽0.7~2.6 cm,羽状深裂,末回裂片卵形至狭卵形,边缘和脉上具乳突;茎生叶向上则简化。复伞形花序;总苞片1~3,线形,长0.9~1.6 cm,上部边缘具乳突,下部膜质且扩大呈鞘状;伞辐11~16,长0.5~4 cm;小伞形花序具25~33花;小总苞片4~5,线形,长1~8 mm,先端锐尖;萼齿小;花瓣黄白色,狭卵形,长1.6 mm,先端渐尖,内折;花柱基扁盘形。果椭圆形,长约5 mm;果瓣具5翅状棱,每棱槽油管2~3,合生面6。花果期7~8月(见图9-1)。

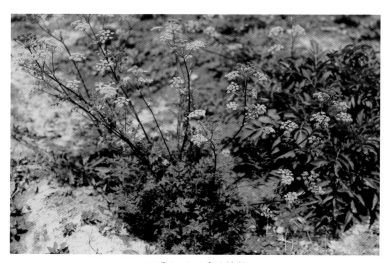

▲ 图9-1　羌活植物

2. 宽叶羌活　多年生草本,高 0.6~1.8 m。根粗壮。根状茎发达。茎直立带紫色,少分枝。基生叶和茎下部叶大,为三回羽状复叶;总叶柄基部具鞘,具乳突;小叶 3 全裂至羽状全裂,裂片狭卵形、披针形至椭圆形,长 1.3~7 cm,宽 0.7~3.2 cm,先端急尖,边缘具锯齿且与脉上均有乳突。复伞形花序;总苞片无或 1,狭披针形,长 9 mm,宽 2 mm,上部具齿,疏生乳突;伞辐 10~20,长 0.8~4.5 cm;小伞形花序具 12~22 花;小总苞片 2~4,线形,长 2~3.5 mm,宽 0.2~0.6 mm,先端尾状;萼齿三角状卵形;花瓣淡黄色,狭卵形,长 1.5 mm,先端渐尖而内折成小舌片;花柱基扁盘形。果近圆形,长约 5 mm;果瓣具 5 翅状棱,每棱槽油管 3~4,合生面油管 4。花果期 7~9 月(见图 9-2)。

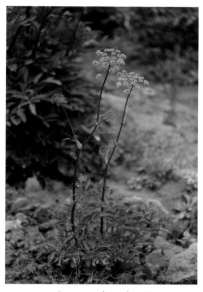

▲ 图 9-2　宽叶羌活植物

生境与分布

羌活药材来源植物生长于青海省玉树州,果洛州,海南州,黄南州,海西州的乌兰、都兰,海北州的祁连、门源,西宁市的大通、湟中,海东市的化隆、循化、民和、平安、互助等地区(见图 9-3)。

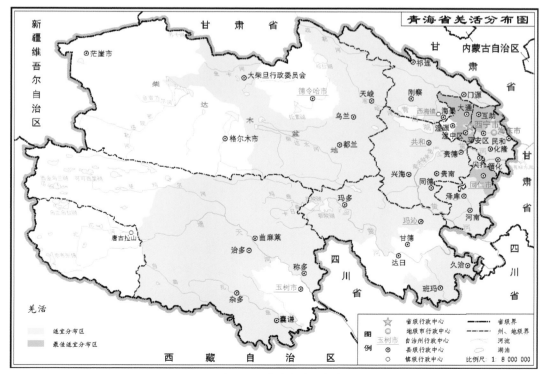

▲ 图 9-3　青海省羌活分布

分布于高山灌丛草甸、亚高山针叶林下、林缘灌丛、河谷石壁阴湿处，海拔 2 500～4 200 m。主要植被类型为山地灌丛、亚高山针叶林、林缘灌丛，是青海省种子植物种类最丰富的植被类型(彭敏，2007)。在羌活分布的生境中，常见的物种有风毛菊属、虎耳草属、红景天属、龙胆属、忍冬属、卷耳属等 50 多属植物类群，几乎占青海省高等植物属的 70%，以及青海省高等植物属的分布区类型的 90%。羌活较宽叶羌活分布海拔高，两者在 3 000～3 500 m 海拔间有重叠分布。宽叶羌活在青海海东地区有栽培种植，称多县西部，曲麻莱县西部与治多县相邻处，唐古拉山口镇东部是最佳适生区。

青海、四川、甘肃是羌活三大传统主产区。从物种的自然地理分布来看，羌活主要分布于甘肃、青海、陕西、四川、西藏等地区的丛林边缘及灌木丛内，海拔范围在 1 600～5 000 m；羌活药材道地产区在青藏高原东缘青海东南部，川西、甘南、藏东交界区域。

产地加工

野生羌活一般 3～5 年可采收，栽培羌活 3 年以上收获时产量与品质好。在生产基地晾开，通风干燥，注意遮光，用刀割去羌活叶，留芦头 1 cm 左右，用手剥去残存叶柄，用清水喷淋冲洗泥沙，水淋不超过 5 min，晾晒至半干，搓去须根再晾晒至完全干燥，按规定包装(见图9-4、图9-5)。

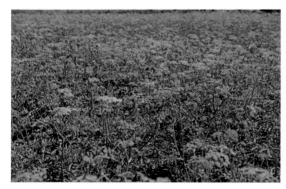 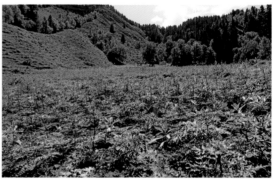

▲ 图 9-4　宽叶羌活种植　　　　　　　　▲ 图 9-5　羌活种植

商品规格

根据生长模式的不同将羌活药材分为"野生羌活""栽培羌活"两大规格。野生药材按市场交易习惯划分为"选货"和"统货"。在"选货"项下，根据药材质量差异进行等级划分；栽培药材不划分等级。

1. 野生品　不同等级的野生羌活性状特点如下。

(1) 选货

一等(蚕羌)：呈圆柱形略弯曲的根茎，全体环节紧密，似蚕状。多数顶端具茎痕。长≥3.5 cm 顶端直径≥1 cm。表面棕褐色至黑褐色，皮部棕黄色木质部和髓呈棕黄色和棕褐色。

质硬脆,易折断。断面不平整,呈棕、紫、黄白色相间的纹理。多裂隙,皮部油润有棕色油点,射线明显。气芳香而浓郁,味微苦而辛(见图9-6)。

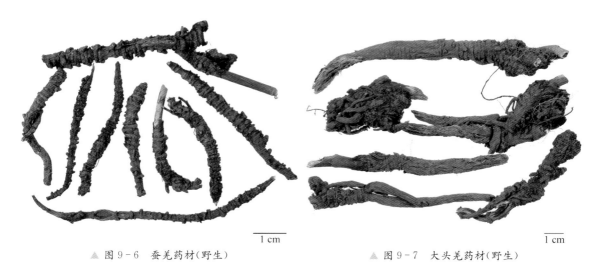

▲ 图9-6 蚕羌药材(野生)　　　　　　　▲ 图9-7 大头羌药材(野生)

二等(大头羌):呈瘤状突起的粗大根茎,不规则结节状,顶端有数个茎基,大小不分。表面棕褐色。皮部棕褐色,木质部黄白色,髓呈黄棕色。质硬,不易折断。断面不整齐,具棕黄色相间的纹理。皮部油润,有棕色油点。相邻根茎组织相接。气清香,味微苦而辛(见图9-7)。

三等(条羌):呈长条状根茎或根,长短不一。根茎形如竹节,节间细长,习称竹节羌;主根形如牛尾状,习称牛尾羌。表面灰褐色,多纵纹。皮部棕黄色,木质部和髓呈黄白色。质松脆,体轻,易折断。断面略平坦,皮部有多数裂隙,木部,射线明显。竹节羌皮部与木部常分离中心髓常空心;牛尾羌木部中心为实心。气味轻淡,味微苦而辛(见图9-8、图9-9)。

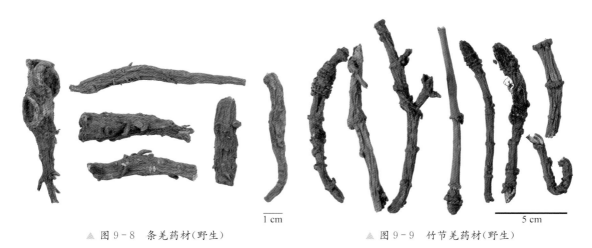

▲ 图9-8 条羌药材(野生)　　　　　　　▲ 图9-9 竹节羌药材(野生)

(2)统货:为圆柱状、条状或不规则结节状的根茎或根,表面棕褐色至黑褐色,香气浓郁而特异,味苦辛。不分形状大小。

2. 栽培品　见图 9 - 10。

（1）栽培羌活（统货）：根及根茎呈不规则结节状，主根不明显，其周围着生多数圆柱状不定根，具纵皱纹，有较密集的皮孔和瘤状突起。3 年生以上，不分大小。表面深褐色或褐色，表皮脱落处呈灰橙色，皮部呈浅棕色，木部呈灰黄色。体轻质脆、易折断。断面不平整，皮部有多数裂隙，木部射线明显。皮部较油润，棕色油点明显。气芳香，味微苦而辛。

（2）栽培宽叶羌活（统货）：根及根茎呈不规则结节状，主根较明显，类圆锥状，其周围着生少数或多数圆柱状不定根，主根中下部具多数细圆柱状侧根，有稀疏的皮孔及纵皱纹。3 年以上不分大小。表面呈棕色或浅褐色，表皮脱落处呈灰白色灰黄色相间，皮部呈灰白色偶有褐色，木部呈灰黄色。体轻质脆、易折断。断面不平整，皮部有多数裂隙，木部射线明显。油点呈黄棕色或浅棕色。香气淡，味微甘而辛。

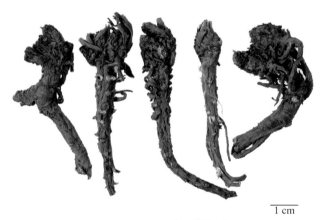

1 cm

▲ 图 9 - 10　大头羌活药材（栽培）

药材产销

20 世纪 80 年代，青海年产羌活约 80 万千克，直至 2000 年羌活供销平衡，价格为 10～12 元/kg。羌活野生资源不断减少，国家禁挖后，价格上涨到 28～32 元/kg。2010 年种植宽叶羌活和部分羌活，在西宁、海东发展较快，以西宁为集散地向青海省内外销售。

药材鉴定

（一）性状鉴别

1. 药材

（1）羌活性状：本品为圆柱形略弯曲的根茎，长 4～13 cm，直径 0.6～2.5 cm。顶端具茎痕。表面棕褐色至黑褐色，外皮脱落处呈黄色。节间缩短，呈紧密隆起的环状，形似蚕"习称蚕羌"；或节间延长，形如竹节状"习称竹节羌"。节上有多数点状或瘤状突起的根痕及棕色破碎鳞片。体轻，质脆，易折断。断面不平整，有多数裂隙，皮部黄棕色至暗棕色，油润，有棕色油点,木部黄白色,射线明显,髓部黄色至黄棕色。气香,味微苦而辛(见图9-11)。

(2)宽叶羌活:本品为根茎和根。根茎类圆柱形,顶端具茎和叶鞘残基,根类圆锥形,有纵皱纹和皮孔;表面棕褐色,近根茎处有较密的环纹,长8~15 cm,直径1~3 cm,习称"条羌"。有的根茎粗大,不规则结节状,顶部具有数个茎基,根较细,习称"大头羌"。质松脆,易折断,断面略平坦,皮部浅棕色,木部黄白色。气味较淡。

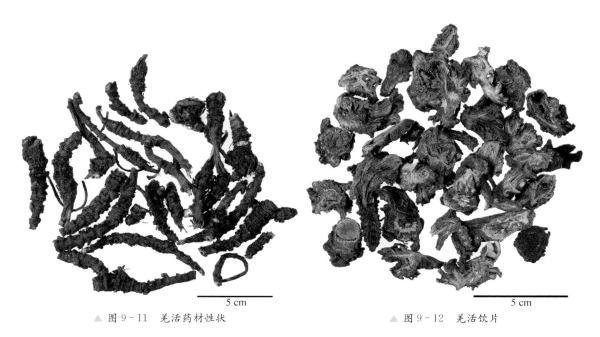

5 cm

▲ 图9-11 羌活药材性状

5 cm

▲ 图9-12 羌活饮片

2. 饮片 本品呈类圆形、不规则形横切或斜切片,表皮棕褐色至黑褐色,切面外侧棕褐色,木部黄白色,有的可见放射状纹理。体轻,质脆。气香,味微苦而辛(见图9-12)。

(二)传统鉴别术语

"菊花纹":指羌活的横切面纹理似刚盛开的菊花状,故曰。呈菊花纹理者品质较优。

"条羌":指羌活药材中的一个等级、类圆柱形,粗细尚匀的条状者。

"蚕羌":指羌活药材中的一个等级规格。体略弯曲,长4~13 cm,具环节紧密的似蚕体状的环纹,故曰。质最优。

"竹节羌":指羌活的一个等级规格。其环节稀疏似竹节,故曰。质量次于蚕羌。

"大头羌":羌活(宽叶羌活)的一个等级规格,为不规则的块状,根茎头部比较膨大,星瘤状突出,表面棕黑色或棕黄色,体轻质松脆。质量次于蚕羌,质脆。气香,味微苦而辛。

(三)显微鉴别

1. 横切面显微特征

(1)蚕羌根茎的横切面:木栓层为10余列木栓细胞。皮层菲薄。韧皮部多裂隙。形成层成环。木质部导管较多。韧皮部、髓和射线中均有多数油室,圆形或不规则长圆形,直径至200 μm,内含黄棕色油状物(见图9-13)。

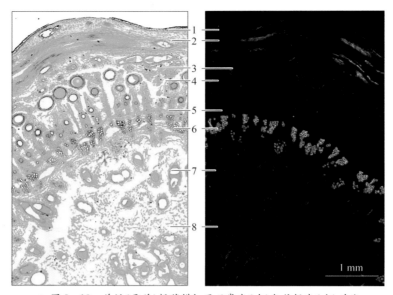

▲ 图 9 - 13　羌活(蚕羌)根茎横切面正常光(左)与偏振光(右)对比

1.木栓层;2.皮层;3.韧皮部;4.裂隙;5.形成层;6.木质部;7.油室;8.髓部

（2）条羌根茎的横切面:与蚕羌类同,但导管少,导管束中有成片的木纤维群。髓部更宽大。油室直径至 $180\,\mu\mathrm{m}$(见图 9 - 14)。

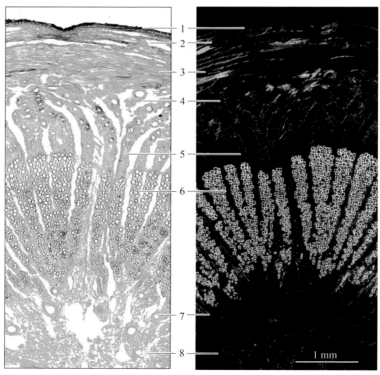

▲ 图 9 - 14　羌活(条羌)根茎横切面正常光(左)与偏振光(右)对比

1.木栓层;2.皮层;3.韧皮部;4.裂隙;5.形成层;6.木质部;7.油室;8.髓部

2. 粉末显微特征　本品粉末棕黄色。主为网纹导管,网孔较密,有的纹孔梭形而大,导管分子较短;螺纹导管直径7~23μm,有的螺纹加厚壁连接呈网状螺纹导管。薄壁细胞纵长条形,常含淡黄色分泌物或油滴。块状分泌物,黄棕色,大小不等。分泌道多碎断。分泌细胞大多狭长,壁薄或稍厚,内有淡黄色分泌物及淀粉粒溶化后的痕迹,并常见金黄色或黄棕色条状分泌物。木栓细胞内充满黄棕色或棕色物(见图9-15)。

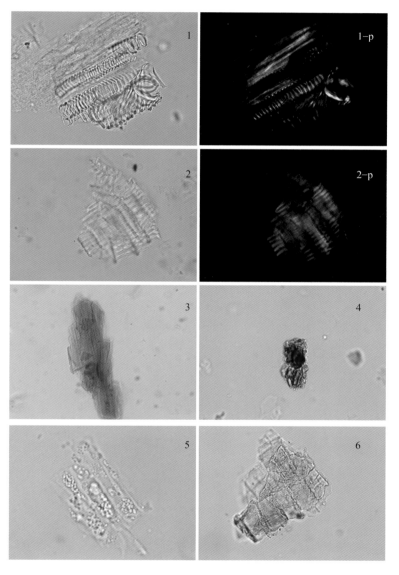

50 μm

▲ 图9-15　羌活粉末显微特征(X-p代表偏振光)

1.螺纹导管;2.网纹导管;3.分泌道碎片;4.分泌物;5.薄壁细胞;6.木栓细胞

质量控制

《中国药典》（2020 年版）规定：本品总灰分不得超过 8.0％，酸不溶性灰分不得超过 3.0％。本品按干燥品计算，含羌活醇（$C_{21}H_{22}O_5$）和异欧前胡素（$C_{16}H_{14}O_4$）的总量不得少于 0.40％。本品含挥发油不得少于 1.4％（mL/g）。

本品饮片水分不得超过 9.0％，其余项目同药材。

道地特征

以条粗壮、环节蚕形、断面紫红色、"朱砂"油点明显、气清香而纯正者为佳。

混淆品与伪品

1. 牛尾独活　本品为伞形科植物短毛独活 *Heracleum moellendorffii* Hance、渐尖叶独活 *Heracleum acuminatum* Franch. 及独活 *Heracleum hemsleyanum* Diels 的干燥根及根茎。本品曾经切片冒充羌活。

鉴别特征：表面灰黄色至灰棕色；质坚韧，切面皮部黄白色至淡棕色，略显粉性、散在棕色油点，多裂隙，木部淡黄色，形成层环棕色，无髓；香气特异，味微苦、麻。

2. 新疆羌活　本品为伞形科植物林当归 *Angelica silvestris* L. 的干燥根及根茎。

鉴别特征：呈圆柱形或圆锥形，全体长 15～47 cm，直径 2.2～8 cm；根茎呈分枝状，每一分枝顶部有数个类圆形或月牙形凹陷的茎痕，并具密集而隆起的环节，节上有疣状突起及须根痕，根部有稀疏的环纹及纵沟；表面呈黑褐色至棕褐色，栓皮脱落处呈黄白色；质轻脆，易折断；断面不平坦，有放射状纹及裂隙，皮部厚，黄棕色或黄白色，并有油室，木部黄色。气特异，味微甜而苦辛。本品收载于《新疆维吾尔自治区药品标准》1987 年版。

3. 云南羌活（龙头羌）　本品为伞形科植物心叶棱子芹 *Pleurospermum rivulorum* (Diels) K. T Fu et Y. C. Ho. 的干燥根及根茎。

鉴别特征：呈类圆锥形或圆柱形；长 15～80 cm，直径 1～5 cm；表面灰褐色至黑褐色；根茎上端常有分枝，顶端有残留茎基，根茎具密集的环节；根有纵沟、疣状突起的根痕及横长皮孔；质松脆，易折断；断面具放射纹理，皮部类白色，木部淡黄色，其外侧有淡棕色的环状纹理；气香、特异，味微甜而辛。

4. 欧当归　本品为伞形科植物欧当归 *Levisticum officinale* W. D. J. Koch 的干燥根。本品曾经切片冒充羌活。

鉴别特征：呈类圆形、条形的薄片或厚片；根头残留，宽卵形或平截状，有时可见头部数个基；表面灰棕色或灰褐色，具皱纹；切面皮部浅黄棕色、红棕色，有多数散在棕色油点；木部灰黄至黄棕色，形成层环棕色；质地疏松，干枯无油润感，气浊闷，味微甜而麻舌。

炮制

除去杂质,洗净,润透,切厚片,干燥。

性味与归经

辛、苦,温。归膀胱、肾经。

功能与主治

解表散寒,祛风除湿,止痛。用于风寒感冒,头痛项强,风湿痹痛,肩背酸痛。

贮藏

置阴凉干燥处,防蛀。

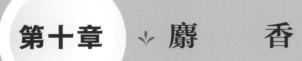

第十章　麝　香

She xiang　　MOSCHUS

麝属动物全世界有 7 种,中国有 5 种,其中在青海分布有 2 种。青林改〔2021〕865 号收录林麝 *Moschus berezovskii* Flerov、马麝 *Moschus sifanicus* Przewalski、原麝 *Moschus moschiferus* Linnaeus,其中林麝、马麝在青海有野生分布和养殖,原麝在青海无野生分布;喜马拉雅麝由于分布证据不足而不能肯定其独立种存在(彭红元,2010;孟根达来,2018)。林麝资源分布于青海各地林区,其中玉树州蕴藏量占青海省的 75%。麝香是青海道地名贵药材之一。

道地来源

本品为鹿科动物林麝 *Moschus berezovskii* Flerov 成熟雄体香囊中的干燥分泌物。

道地历史

《山海经》在"西山经"中记载:"又西二百里,日翠山,其上多棕楠,其下多竹箭。其阳多黄金、玉,其阴多旄(牦)牛、羚(麤 ling)、麝……又西二百五十里,日骢山,是𬇙于西海,无草木,多玉。"文中旄牛、麤、麝,按郭璞《山海经图赞》即为"牦牛"。麤"似羊而大,角有圆绕路文,夜则悬角木卜以防患",指羚羊。"麝似獐而小,有香"。文中西海著中解释为"青海湖"。《山海经》中的翠山及邻近有麝生长,有牦牛,又提到青海湖,所以,《山海经》应指青海地界或四川西部有动物麝分布。

《本草经集注》记载:"味辛,温,无毒。主辟恶气,杀鬼精物,温疟,蛊毒,痫痉,去三虫。治诸凶邪鬼气,中恶,心腹痛胀急,痞满、风毒,妇人难产,堕胎,去面目中肤翳。久服除邪,不梦寤魇寐,通神仙。今出随郡、义阳、晋熙诸蛮中者亚之。益州香形扁,仍以皮膜裹之。若于诸羌夷中得者,多真好,烧当门沸起良久亦好。"提出"益州""羌地"质量好,诸羌地多指青海地域,因此,南北朝时期青海产麝香即被认为质量"多真好"。《本草纲目》记载:"能通诸窍之不利,开经络之壅遏。"有较好的活血通经、消癥、止痛、疗伤之效。广泛用于胸痹心痛,心腹暴痛,跌扑伤痛,痹痛麻木等血滞诸证。"麝生中台川谷及益州、雍州山中……今陕西、益州、河东诸路山中皆有。商汝山中多麝,遗粪常在一处不移,人以是获之……今出羌夷者多真好,出随郡、义阳、晋溪诸蛮中者亚之。"李时珍对麝香产地与质量评价同前人基本类同,亦有麝产四川、青海、甘南一带的记述。《本草备要》记载:"麝香辛温香窜。开经络,通诸窍,透肌骨,暖水脏。治卒中诸风、诸气、诸血、诸痛,痰厥惊痫。"引《广利方》云:"中恶客忤垂死,麝香一钱,醋和灌之。癥瘕瘰疬,鼻窒耳聋,目翳阴冷。辟邪解毒,杀虫堕胎。坏果败酒,治果积、酒积。研用,凡使麝香,用当门子尤妙。忌蒜。不可近鼻,防虫入脑。"麝香开窍醒神,治疗中风有特效。《中华本草》记载:"麝香,古代所指佳品麝香,主要产于西北部,即今之青海、甘肃、山西、新疆、陕西等地。结合其形态描述及现今数种麝的分布,可知古代麝香之原动物为林麝和马麝,而不包括分布于东北的原麝。"《青藏高原药物图鉴》记载:"麝 *Moschus sifanicus*,分布于青藏高原的大部分地区及华北、华东、云贵等地区。"该书中依青海省海西州标本描述了麝体性状特征,其栖息于山坡灌丛、针叶林、针阔混交林中,没有固定的栖居地。

《青海省志·特产志》记载:"麝香是麝科动物的雄兽脐下香囊中的分泌物,又称寸香、元寸,是名贵的中药材,也是制造高级香料的主要原料。青海是出产麝香的重要产地,主要分布在祁连山区、东部黄河和湟水流域以及东南部长江和澜沧江流域的玉树、囊谦、杂多、门源等县。历史最高年收购量曾达 150 公斤,青海麝香在国内外市场享有盛名,是我省外销名贵中药材之一。"

综上所述,麝香是名贵药材,《神农本草经》列为上品,是活血通经止痛之良药。应用历史久远,清代对其临床应用较为深入。古代本草记载与今青海麝香品种、产地及疗效一致,为正品。

基原

(一)基原形态

林麝 上体暗棕褐色或苍灰棕褐色,以体背后部及臀部毛色最深,背部毛基灰褐,脸面苍灰褐色,鼻、额、头顶及耳背稍深暗。耳内乳白色,耳尖褐色无棕或黄色色调。上、下嘴唇,下颌污白色。有明显的颈下纹,呈白色、污白色或浅黄白色,并一直延伸至前胸。腹部腋下,鼠蹊呈黄白或棕黄色。前肢毛色为均匀的乳灰褐色,后肢前面灰白褐色,后面暗褐色。吻长小于颅全长之半。颅全长之二等分线的位置处在眼眶内缘。泪骨长大于泪骨宽。眶上突较平而不上翘。鼻骨后面无凹陷,其上最宽处在鼻骨的后面。上颌骨不与额骨相接,但二者相距甚近。泪骨不与鼻骨相连,彼此间有一个不大的空位。无上门齿,第一上前臼齿小而侧扁,第二、三枚上前臼齿几乎等大,其内缘各具一新月形齿突;上臼齿具有两对新月形齿突;排成两列;下门齿、下犬齿的横切面几呈椭圆形,齿冠扁薄;下臼齿列的齿突与上臼齿相类同,唯最后臼齿的后部有一个马蹄形小叶(见图 10-1)。

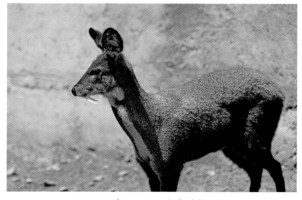

▲ 图 10-1 林麝动物

（二）麝的分泌香与麝香形成

麝的泌香期是每年的 5～7 月，整个过程持续 4 个星期。泌香活动启动的时期，根据不同地方的研究来看，不同地理种群存在差异。陕西秦岭地区的林麝泌香启动时间是 5 月初；四川马尔康地区的林麝泌香启动时间是 5 月底。青海麝泌香启动时间也在 5 月底。这种启动时间的差异，可能是受光照和温度差异影响，也有可能是在长期的适应过程中产生了遗传上的差异。麝的泌香期可以分为泌香初期、泌香盛期和泌香末期三个阶段，每个阶段都有着显著的特征。泌香初期：雄麝睾丸的生理性膨大，整个阴囊肿大下垂，这是季节性繁殖动物常见的生理变化，这个过程约 12 日。泌香盛期：雄麝的采食行为出现反常现象，雄麝采食量急剧减少，产生"绝食"的现象，同时饮水量和活动量也大幅度减少，多安静站立或者静卧。睾丸和阴囊依旧处于明显的肿大状态，香囊体积膨大，香囊内壁充血增厚。养殖人员可以闻到圈舍内的香味，个别泌香旺盛的个体，香囊中会有香液渗出，此现象会持续四天至一周时间。泌香末期：雄麝停止"绝食"，第一天采食量恢复缓慢，在开始进食后的第二天采食量恢复正常。阴囊和睾丸的开始回缩，经过一周至两周时间，阴囊、睾丸和阴囊的大小和形状恢复到泌香前水平。此时香囊内开始积攒香液，并随着水分的逐渐挥发，形成较为干燥的固体麝香（张天祥，2021）。

生境与分布

林麝在青海分布于玉树州、果洛州、海北州、黄南州、海南州、海西州等地，以祁连林区、大通河林区、黄河上段林区、隆务河林区、马可河林区、江西河林区最为集中，玉树州的蕴藏量占全青海 75%。在湟中、湟源、大通、门源、祁连、尖扎、民和、循化、乐都等地有人工饲养（见图 10 - 2）。

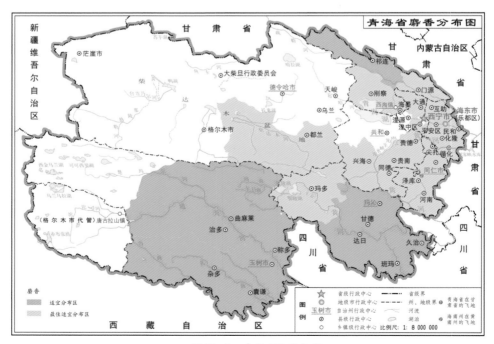

▲ 图 10 - 2　青海省林麝分布

林麝主要栖息于海拔2000多米的针阔叶混交林或阔叶林带,在青海海拔3200 m左右处采到标本。据观察,林麝的活动上限一般往往是马麝的分布下限。其生活规律、活动特点等多与马麝相仿。每年繁殖一次,秋后交配,翌年夏季产仔。每胎常为2仔。幼体体背有排列成纵行的白色斑点。以各种禾本科植物作为主要食物,也取食一些灌木和小树的嫩枝嫩叶。

林麝在我国分布很广,东北地区的大、小兴安岭及长白山、三江平原等地,华北地区,西北的祁连山区,青藏高原,云贵高原,东北、内蒙古、四川、新疆等地均有。

药材鉴别

(一)性状鉴别

1. **毛壳麝香** 为扁圆形或类椭圆形的囊状体,直径3~7 cm,厚2~4 cm。开口面的皮革质棕褐色,略平,密生白色或灰棕色短毛,从两侧围绕中心排列,中间有1小囊孔。另一面为棕褐色略带紫色的皮膜,微皱缩,偶显肌肉纤维,略有弹性;剖开后可见中层皮膜呈棕褐色或灰褐色,半透明;内层皮膜呈棕色,内含颗粒状及粉末状的麝香仁和少量细毛及脱落的内层皮膜(习称"银皮")。有特异香气。以饱满、皮薄、仁多、捏之有弹性、香气浓烈者为佳(见图10-3)。

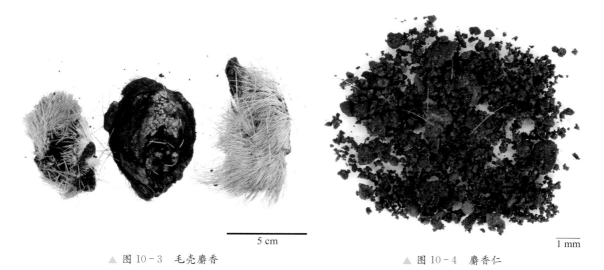

5 cm

1 mm

▲ 图10-3 毛壳麝香 　　　　　　▲ 图10-4 麝香仁

2. **麝香仁** 野生品质柔软,油润,疏松;其中呈不规则圆球形或颗粒状者习称"当门子",表面多呈紫黑色,微有麻纹,油润光亮,断面黄棕色或深棕色;粉末状者多呈棕褐色或黄棕色,并有少量脱落的内层皮膜和细毛。养殖品呈颗粒状、短条形或不规则团块,紫黑色或深棕色,表面不平,显油性,微有光泽,并有少量脱落的内层皮膜和毛。气香浓烈而特异,味微辣、微苦带咸。以当门子多,颗粒色紫黑,粉末色棕褐,质柔润,香气浓烈者为佳(见图10-4)。

(二)传统鉴别术语

"冒槽":指检查毛壳麝香时用特制槽针从囊孔插入,向不同部位转动槽针提取麝香仁,可见麝香仁膨胀活动的现象,即槽针上麝香仁出现先平槽后高出槽面,且渐渐高耸的现象。

"黄香"：指麝香中颗粒较小、色黄的麝香仁。多草原货。

"推灰"：指检验真伪麝香的一种方法。检验时在杯子的水面上加入适量草木灰（灰白色的或极轻浮的陈灰），再在其上加入少许麝香，可见草木灰不分散，如草木灰向四周移动则掺有假。当然不推灰也不一定是纯品，需做进一步检验。

"银皮"：又称"云皮"或"黑衣子"。指毛壳麝香的棕色内层皮膜，附于革质膜内侧，内包含颗粒状及粉末状的麝香仁。剥取麝香仁后，其一般仍附带在麝香皮上。散仁中少量细毛及脱落的皮膜组织，为剥取时不可避免地落入现象。

"顶指"：指麝香仁用手捏或携之有硬物触指感。此类往往不纯。同时，染手、沾手、结块皆属不正常现象。另外，对一般药材的干度或纯度用手试感觉，也用顶指的术语，干度好常顶指等。

"当门子"：也称"黑子"。指较大的麝香仁呈不规则圆形或颗粒状者，因多位于囊口，故曰。外表多呈紫黑色，微有麻（点）纹，油润光亮，断面棕黄色。习惯认为，以当门子为佳。

"子眼清楚"：指麝香的香仁油润，碎小的虽似碎粉，但皆成颗粒，颗粒自然而疏，放大后粒粒清晰。

"中路香"：指青海、甘肃、新疆、陕西等地出产的麝香。青海出产麝香亦称"西路香"。

（三）显微鉴别

麝香仁粉末显微特征　棕褐色或黄棕色。为无数无定形颗粒状物集成的半透明或透明团块，淡黄色或淡棕色；团块中包埋或散在有方形、柱状、八面体或不规则形的晶体；并可见圆形油滴，偶见毛和内皮层膜组织（见图10-5）。

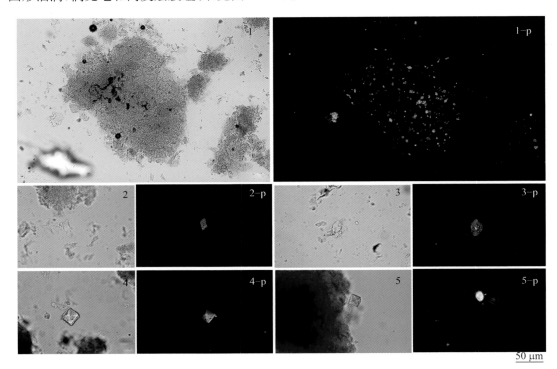

▲ 图10-5　麝香仁粉末显微特征（X-p代表偏振光）（400×）

1.团块；2～5.晶体

质量控制

《中国药典》(2020 年版)规定:本品干燥失重不得超过 35.0%,总灰分不得超过 6.5%。本品按干燥品计算含麝香酮($C_{16}H_{30}O$)不得少于 2.0%。

炮制

取毛壳麝香,除去囊壳,取出麝香仁,除去杂质,用时研碎。

性味与归经

辛,温。归心、脾经。

功能与主治

开窍醒神,活血通经,消肿止痛。用于热病神昏,中风痰厥,气郁暴厥,中恶昏迷,经闭,癥瘕,难产死胎,胸痹心痛,心腹暴痛,跌扑伤痛,痹痛麻木,痈肿瘰疬,咽喉肿痛。

贮藏

密闭,置阴凉干燥处,遮光,防潮,防蛀。

第十一章　锁　阳

Suo yang　　CYNOMORII HERBA

锁阳属植物全世界有 2 种，中国有 1 种，在青海有分布。青林改〔2021〕865 号收录锁阳 *Cynomorium Songaricum* Rupr.，是药典品种。锁阳寄主有白刺 *Nitraria tangutorum* Bobrov、大白刺 *Nitraria roborowskii* Kom.、小果白刺 *Nitraria sibirica* Pall.，3 个寄主中锁阳资源量分布比例为 2∶2∶1。锁阳是青海柴达木盆地重要特产，野生资源储量约 1 万吨，近年来由于栽培锁阳技术转化成功，锁阳品质和数量有了较快增长。当地群众称锁阳为"八宝之一"，可食药两用，为青海传统的道地药材之一。

道地来源

本品为锁阳科植物锁阳 *Cynomorium songaricum* Rupr. 的干燥肉质茎。

道地历史

锁阳始载于《本草衍义补遗》，曰："味甘可啖，煮粥弥佳。补阴气，治虚而大便燥结者用，虚而大便不燥结者勿用，亦可代苁蓉用也。"《本草纲目》对其功能主治又增加了"润燥养筋，治痿弱"。《南村辍耕录》载有："锁阳，生鞑靼田地，野马或与蛟龙交，遗精入地，久之，发起如笋，上丰下俭，鳞次栉比，筋脉联络，其形绝类男阴，名曰锁阳。"《植物名实图考》记载："锁阳，《本草补遗》始著录，见《辍耕录》，生鞑靼田地，补阳气、益精血、润燥、治痿。"宋金时代将蒙古族人泛称"鞑靼"，明代将东蒙古后裔称为"鞑靼"。《青海简史》记载："正德年间，东蒙古进入青海，东蒙鞑靼部，驻牧于西海（今青海湖）一带。"锁阳道地产区在"鞑靼田地""河西"，按今行政区域分布于内蒙古、甘肃、青海、新疆、宁夏西北地区。《药材资料汇编》收载锁阳为肉苁蓉的一种，其形如笋，上丰下俭，鳞甲栉比，筋脉联路，能壮阳固精，故名。产于内蒙古自治区伊克绍蒙各旗，河西、阿拉善旗、临河等皆产，但以伊蒙各旗产者为佳，陕北榆林、青海等亦有产。《中药志》收载锁阳 *Cynomorium songaricum* Rupr.，分布于内蒙古、宁夏、新疆、青海等地区。《中华本草》《中药大辞典》《中国药材学》《新编中国药材学》《中药材产销》都有较为一致的记载，锁阳 *C. songaricum* 道地产地为内蒙古、甘肃、青海、新疆、宁夏，以河西走廊、内蒙古阿拉善盟、青海柴达木较为集中。《中国药材产地生态适宜性区划》对全国锁阳生态适宜性进行分析,锁阳生态相似度 95%～100% 区域在新疆、内蒙古、甘肃、青海、陕西、宁夏,适生面积青海有 101 154.0 km² 比新疆 846 709.6 km² 小,居全国第四。以上记载锁阳的功效、形态、生态环境与今青海柴达木盆地锁阳一致。

《青海省志·特产志》记载:"锁阳主要分布在青海海西州及海南州共和县等地,以都兰、格尔木最为集中。常寄生在蒺藜科植物白刺等植物的根部。据普查,青海野生资源量约有 1万吨。锁阳的干燥肉质茎入药,具有补肾壮阳、固精、润肠的作用,主治阳痿、早泄、便秘、女子不孕等症。"《青海药材》收载锁阳产共和、兴海县,以身干、肥大、色赤褐者佳。《青海地道地产药材》记载:"锁阳始载于《本草衍义补遗》,因其可补肾阳而称之。青海产锁阳系药典收载品种,为锁阳科植物锁阳的干燥肉质茎,又名锁燕、地毛珠。分布于海西的都兰、格尔木最为集中,多生于海拔 2 500 m 以上的半干旱山区、沙漠或干旱盐碱的沙地。常寄生于蒺藜科植物白刺等植物根部。全省野生资源量较大。青海是全国锁阳道地药材主要产区之一。"

基原

锁阳　多年生肉质寄生草本,高 28～39 cm。地下茎短粗,具瘤突状吸收根。茎棕红色,圆柱形,基部粗壮,直径 1.4～2.7 cm,大部埋于沙中,上部仅数厘米露出地面。叶互生,鳞片状,阔卵形、三角状卵形至三角形,长 3～8 mm,宽 2.6～11 mm,先端急尖,无毛,具弧曲脉。总状花序棒状,长 8～15.5 cm,直径 1.3～5 cm;花序轴肉质肥厚;小苞片线性,肉质,长 4～4.5 mm,被微乳突;花梗长 1～1.3 mm,与花被片及房外面均被微乳突;花杂性,同株;雄花;花被片 3～4,线形,长约 3.5 mm;雄蕊 1,长 4～5 mm,花药椭圆形,背着;退化雌蕊,白色,长 2.5～3 mm,先端截形而具细齿;雌花;花被片(1～)3～4,线形至倒披针形,长 1.3～1.5 mm;子房半下位,椭圆形至球形,长约 1 mm,1 室,具下垂胚珠 1 枚,花柱棒状,长约 2 mm;两性花与雌花的不同是:其花被片与花柱间具雄蕊 1 枚。坚果球形。外面被微乳突。花果期 6～7 月(见图 11 - 1)。

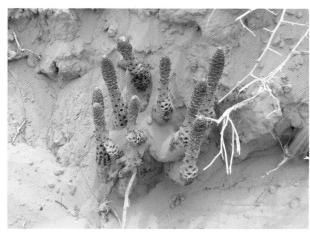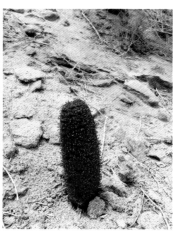

▲ 图 11 - 1　锁阳植物

生境与分布

锁阳生长于青海海西州柴达木盆地、海南州贵德等县、海东循化、平安、乐都等地,生于海拔2700~2900 m的荒漠沙地,常寄生于白刺根部。海西州柴达木为锁阳最佳适生分布区(见图11-2)。土壤为荒漠风沙土、淡棕钙土、棕钙土、草原风沙土、盐土等。以白刺为优势的灌木层中,还有柽柳、枸杞、芦苇、苇草、碱蓬、芨芨草伴生。

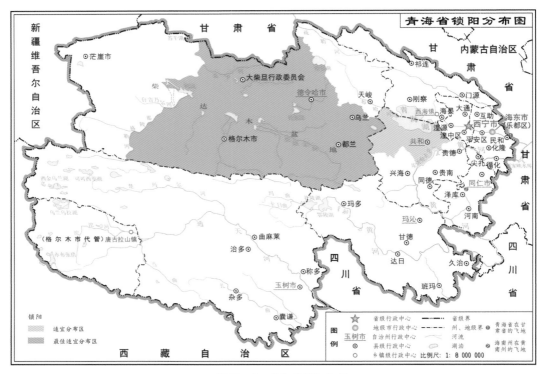

▲ 图 11-2 青海省锁阳分布

除青海外,主要分布于我国西北干旱地区的新疆、内蒙古、甘肃、宁夏省份,面积达1 077 215 km²,其中与野生集中分布区相似系数≥90%的区域从东到西呈现带状绵延分布在(内蒙古)阴山山脉南北侧、鄂尔多斯高原、贺兰山、阿拉善高原、(甘肃)祁连山、北山、河西走廊、(新疆)昆仑山脉北支阿尔金山北侧、昆仑山北侧、喀喇昆仑山北麓、天山山脉、天山南脉、帕米尔高原和阿尔泰山南缘,面积达438 719.29 km²,内蒙古与新疆分布面积较大,其次是青海,青海柴达木盆地是全国锁阳药材的主要产区之一。

产地加工

一年采收一季,于5月中上旬开始采挖,以锁阳刚顶土裂缝时采挖的锁阳品质为最佳,因出土开花后,锁阳植株从营养生长转变为生殖生长,严重影响锁阳品质。采挖时,防止铲

断寄主根及芽体,并及时填埋采挖坑,可保持连年生产采挖。用以下方法保存:

(1)传统晾晒法:将采挖的锁阳放置于平坦的沙地上自然晾晒,并不定期翻动;或放置在晾晒床上直至晒干;或除去泥土杂质后,切片(1～2 cm)晒干,用布袋封装,置于通风干燥处,该法适合大批量储存。

(2)冰藏法:将采挖的新鲜锁阳,置于零下 3～5 ℃的冰箱中低温保存,该法一般适于小批量、短期贮藏。

(3)保鲜法:将新鲜锁阳清洗干净,整体或切片后盛入密封袋内,用真空或低温保存,适用于小批量、短期保存。

商品规格

根据市场流通情况,将锁阳药材商品分成"选货"和"统货"两个等级;在"选货"项下按照肉质茎长度、直径和每千克个数等进行等级划分。

1. 选货

一等:除去花序,肉质茎呈扁圆柱形,微弯曲,具明显纵沟和不规则凹陷,有的残存三角形的黑棕色鳞片。体重,质硬,难折断,断面浅棕色或棕褐色,有黄色三角状维管束。气微,味甘而涩。根肉质茎条形整齐、粗壮。肉质茎长度≥20 cm,直径≥2.5 cm。每千克 3～12 根。

二等:详见一等。与一等不一样的是:根肉质茎条形整齐性差。肉质茎长度≥5 cm,直径 1.5～2.5 cm。每千克≥10 根。

2. 统货　除去花序,肉质茎长度≥5 cm,直径≥1.5 cm,个体大小粗细不等,条形整齐性差。具明显纵沟和不规则凹陷,有的残存三角形的黑棕色鳞片。质硬,断面浅棕色或棕褐色,有黄色三角状维管束。气微,味甘而涩。

药材产销

20 世纪 90 年代,采挖锁阳销售至西宁医药公司,价格为 12～13 元/kg,在青海省内销售,为保护土壤,当地政府禁止采挖。2020 年开始人工种植,锁阳价格为 50～60 元/kg,较以前涨高。在政府相关部门管控下,适量采挖,集散于西宁,供应青海省内药业和医疗机构应用,大部分商品发往全国药材市场销售。

青海省林业和草原局规定,锁阳采购中应办理国家二级野生植物出售、收购行政许可,方可进行产销。

药材鉴别

(一) 性状鉴别

1. 药材　呈扁圆柱形,一端略细,微弯曲,长 5～24 cm,直径 2～4.5 cm,表面红棕色或棕褐色,粗糙,具明显纵沟及不规则凹陷,有的残存三角形黑棕色鳞片,体重,肥大,质坚实,难折断,断面浅棕色或棕褐色,有黄色三角状维管束,气微,味甘而涩(见图11-3)。以条粗肥、色红棕、断面肉质性为佳。

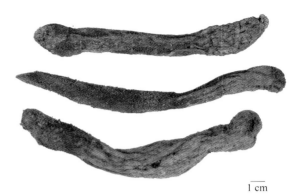

2. 饮片　为不规则形或类圆形的片。外表皮棕色或棕褐色,粗糙,具明显纵沟及不规则凹陷。切面浅棕色或棕褐色,散在黄色三角状维管束。气微,味甘而涩。

1 cm

▲ 图11-3　锁阳药材性状(未去除花序)

(二)传统鉴别术语

"蜡烛头":指锁阳顶部留存较嫩的花序,其顶端较尖,中部加大,形似蜡烛点燃的火苗。按药典标准,属非药用部位,当去除,但习惯认为,幼嫩而呈蜡烛头的锁阳质佳。其切片成蜡样半透明状(见图11-4)。

(三)显微鉴别

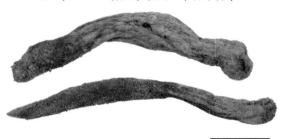

5 cm

▲ 图11-4　蜡烛头

1. 横切面显微特征　表皮多脱落,偶有残存。皮层狭窄,细胞中含棕色物质。维管束众多、异型,不规则散在,单个维管束多为外韧型,类三角形,向内维管束渐大,多为2~4个并列。导管木化,薄壁细胞内含有多数淀粉粒(见图11-5、图11-6)。

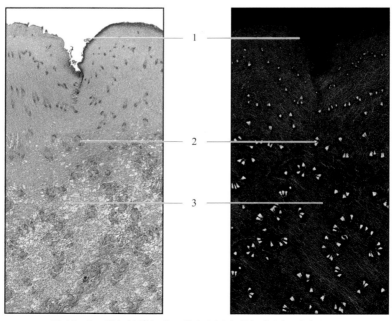

▲ 图11-5　锁阳根横切面正常光(左)与偏振光(右)对比(100×)

1.皮层;2.木质部;3.薄壁组织

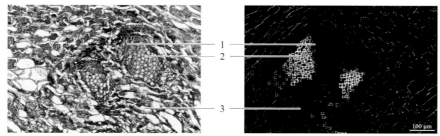

▲ 图 11-6　锁阳茎横切面维管束正常光(左)与偏振光(右)对比(200×)
1.韧皮部;2.木质部;3.薄壁细胞

2. 粉末显微特征　淀粉粒极多,常存在于含棕色物的薄壁细胞中,或包埋于棕色块中;单粒类球形或椭圆形,直径4～32μm,脐点十字状、裂缝状或点状,大粒层纹隐约可见。木栓细胞棕色,表面观呈长多角形,壁薄,较平直。导管黄棕色或近无色,主为网纹导管,也有螺纹导管,有的导管含淡棕色物。棕色块形状不一,略透明,常可见圆孔状腔隙(见图 11-7)。

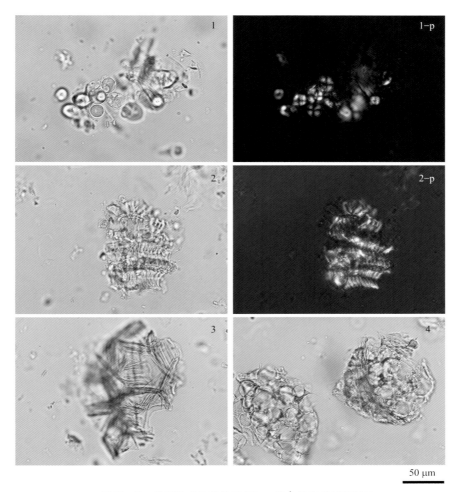

50 μm

▲ 图 11-7　锁阳粉末显微特征(X-p代表偏振光)(400×)
1.淀粉粒;2.导管;3.木栓细胞;4.棕色块(透化后)

质量控制

《中国药典》(2020 年版)规定:本品杂质不得超过 2%,水分不得超过 12.0%,总灰分不得超过 14.0%,浸出物不得少于 14.0%。本品饮片总灰分不得超过 9.0%,浸出物不得少于 12.0%,其余项目同药材。

道地特征

以个大体肥、质坚实、紫红色、断面肉质性、不显筋脉者为佳。

炮制

1. 锁阳 取原药材,洗净,润透,切薄片,干燥。

2. 酒锁阳 取净锁阳,用黄酒拌匀,闷透后蒸,个大者泡 10 h 后再蒸,蒸熟后切片,干燥(每 10 kg 锁阳片,用黄酒 1.2 kg)。

性味与归经

甘,温。归肝、肾、大肠经。

功能与主治

补肾阳,益精血,润肠通便。用于肾阳不足,精血亏虚,腰膝痿软,阳痿滑精,肠燥便秘。

贮藏

置通风干燥处。

第十二章 沙 棘

Sha ji   HIPPOPHAE FRUCTUS

沙棘属植物全世界有4种,中国有4种5亚种,其中在青海分布有3种1亚种。青林改〔2021〕865号收录沙棘 *Hippophae rhamnoides* L.。该种在青海资源丰富且有生态优势。除该种外,其亚种云南沙棘在青海也有少量分布;另外,肋果沙棘 *Hippophae neurocarpa* S. W. Liu et T. N. He、西藏沙棘 *Hippophae tibetana* Schltdl. 的干燥成熟果实,也为青海藏医习用药材。在青海,沙棘、肋果沙棘、西藏沙棘资源量的比例约为58%∶30%∶12%(张延明,1989),均为天然原始分布种。2000年以来,青海大力发展"西部枸杞、东部沙棘"的林业政策,2020年青海省野生和种植沙棘、肋果沙棘、西藏沙棘约有240万亩,居全国各省区前位,青海是传统中藏医应用沙棘果药材主产地之一。

道地来源

本品为胡颓子科植物沙棘 *Hippophae rhamnoides* L. 的干燥成熟果实。

道地历史

沙棘始载于《四部医典》,记为"达布",可清肺、净血,治疗培根病。《药名之海》记载:沙棘治疗肺病。15世纪藏医药经典著作《藏医千万舍利》记载:用竹黄、藏红花、藏木香、沙棘等药材的配方来治疗肺痨。《晶珠本草》记载:沙棘黑糙长满刺,分为白、黑两大种,树干长得高又大,叶片小而灰白色,果实如同金豆子,阴坡山沟林缘生,其味甚酸又刺舌。大沙棘果破水银,小沙棘果治肺病。《藏药晶镜本草》记载:沙棘分为三大类:①体型较大的称"གནམ་སྟར།"(南达尔,直译:天上的沙棘),分为2种,第一种为胡颓子科植物沙棘(酸棘柳)*Hippophae rhamnoides* L.,第二种为"གནས་སྟར་རྒྱ་གའི།"(南达尔南玖),即胡颓子科植物云南沙棘 *Hippophae rhamnoides* subsp. *yunnanensis* Rousi。②中等大小的沙棘为"མཚན་རིས་སྟར་བུ།"(阿里达尔吾),分为2种,第一种为胡颓子科植物扎达沙棘(中亚沙棘)*Hippophae rhamnoides* subsp. *turkestanica* Rousi,第二种为"གླ་བའི་ན།"(拉哇向),即胡颓子科植物江孜沙棘 *Hippophae rhamnoides* subsp. *gyantsensis* Rousi。③小类沙棘"ས་སྟར།"(萨达尔,直译:地上的沙棘），为胡颓子科植物西藏沙棘 *Hippophae tibetana* Schlechtend。味酸，消化后性凉，宣肺祛痰，用于咽痛、培根性咽炎、消化不良、肝病、血热病及血液病引起的疼痛等。《中国藏药植物资源考订》收载沙棘、江孜沙棘、中国沙棘 *H. rhamnoides* subsp. *sinensis* Rousi、中亚沙棘（扎达沙棘）、云南沙棘、柳叶沙棘 *H. salicifolia* D. Don.、西藏沙棘，多生于海拔 2 800～5 200 m 的青藏高原、四川、青海、甘肃、西藏、云南等地。中国沙棘分布广泛，在陕西、华北、东北均有分布。酸、涩、温；效锐、轻；祛痰，止咳，活血化瘀，消食化积；治培根病、咳嗽痰多、喉炎、胸闷不畅、消化不良、胃痛、经闭。果实水煎膏效同。以上植物中唯有沙棘（含变种）根皮粗而黄黑色，内部白而硬，小枝上长满小刺，果实绿色圆柱形，成熟后金黄色，状如水泡沫，与《晶珠本草》记载相符，为正品。《青海省志·高原生物志》记载沙棘可做"三刺"饮料。《青海植物志》收载肋果沙棘 *H. neurocarpa* S. W. L. 产自青海囊谦、久治、河南、兴海、祁连，主要分布于河谷、阶地、河漫滩，海拔 2 900～4 000 m。西藏沙棘 *H. tibetana* Schlechtend. 产自青海玉树、黄南、海北、海东及大通，分布于海拔 2 800～5 200 m 的高寒草间、灌丛、河漫滩。中国沙棘 *H. rhamnoides* subsp. *sinensis* Rousi. 产自青海各州县，生境同上，分布于海拔 1 800～3 800 m 处。《青海黄南药用植物》收载沙棘和西藏沙棘，产同仁市、尖扎县、泽库县、河南县。止咳祛痰、消食化滞、活血散瘀。对痰多、消化不良、淤血经闭、跌打瘀痛有较好疗效。青海地区沙棘分布较为广泛，是沙棘藏药材最佳适生地。

基原

沙棘　灌木或小乔木，一般高 1.5～10 m，在 3 200 m 以上的高山上则成矮小灌木，高仅 10 cm 左右。小枝灰色，通常有棘刺。叶互生，线形或线状披针形，长 1.5～3 cm，宽 3～4 mm，先端渐尖，全缘，无柄或近于无柄，两面均被银白色鳞片。雌雄异株，花先于叶开放；雄花小，无柄，直径 3～4 mm；花萼具极短的筒及 2 镊合状萼片，膜质，卵圆形，长与宽近相等；雄花 4，花丝短，包于萼片内，花药长卵形，中央有紫色带，两侧黄色；雌花具短柄，黄色，花萼筒短，2 裂，裂片长椭圆形，长约 3 mm，包被子房。核果卵形或卵圆形，直径 6～9 mm，橘黄色，有强烈酸味；种子 1，卵形，有黑褐色光泽（见图 12-1）。

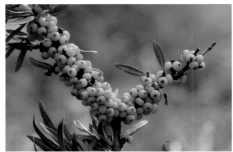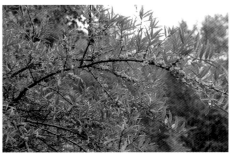

▲ 图 12-1　沙棘植物

生境与分布

青海沙棘除 4 500 m 以上高山荒漠冰沼区及柴达木盆地西部的干旱荒漠区之外，各地均有分布。经过中药资源普查研究发现,沙棘分布在青海省东部农业区的浅山和脑山、大通河流域、祁连山、拉脊山、西倾山等地区的河流中下部(见图 12-2)。分布区贯穿青海南北,地理范围大致为北纬 35°~38°,东经 95°~103°。沙棘是分布最广、面积最大、资源量最大的品种,生于海拔 2 200~3 600 m 的地区,主要分布在西宁周边的海东、海北、海南、黄南、果洛等地,尤以门源、湟源、大通、祁连、泽库等县分布最广。青海沙棘资源最佳适宜分布在大通河流域、拉脊山区、民和,化隆—循化区、黄南州东北区、河南—同德黄河流域区及玉树—称多通天河流域区。沙棘主要生于高山峡谷的河流两岸、树缘和亚高山草甸。以河谷地带居群数量为多,可形成大面积单一优势群丛,是青藏高原河谷灌丛的主要植被类型。

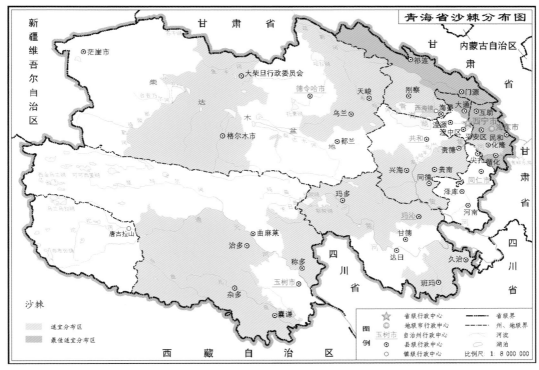

▲ 图 12-2 青海省沙棘分布

在全国主要分布于西南的四川、甘南、西藏、云南等地,华北及河南等地亦有分布。

产地加工

根据沙棘果实大小和颜色判断成熟情况,一般着生在两年生枝条上,因为沙棘果枝有刺,大多采用剪小枝法采收果实,这必然会影响到第二年的产果量。因此,应采用部分采收法,即当年采一部分果枝,留一部分不采,第二年采另一部分果枝,让采过的枝条休养生息,第三年结实后再采的轮采制。

沙棘果实具有挂在树上越冬不落的特点。因此,可在秋冬季采收。沙棘果实经霜冻后,味道更芳香,并且耐贮藏。干果采收除去杂质、干燥或蒸后干燥贮藏,贮藏温度保持在

－5℃,湿度控制在90%为佳。

商品规格

统货。

药材产销

青海沙棘约有236万亩,其中80万亩可采摘果实,年可采2.4万吨,价格每千克9～16元,约10%供应省内药用和食用,生产药品与沙棘饮料、沙棘油、沙棘粉等食品,90%销往国内外各大城市、日本、美国、欧盟等国家,深受广大消费者青睐。

药材鉴别

(一)性状鉴别

本品呈类球形或扁球形,有时数个粘连,单个直径5～8 mm,表面橙黄色或棕红色,皱缩,顶端有残存花柱,基部具短小果梗或果梗痕,果肉油润,质柔软,破开后可见种子1粒,斜卵形,长约4 mm,宽约2 mm,表面褐色,有光泽,中间有1纵沟;种皮较硬;种仁(胚)乳白色,有油性。气微,味酸、涩。以粒大、肉厚、油润者为佳(见图12-3)。

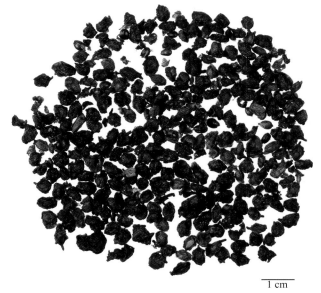

1 cm

▲ 图12-3 沙棘药材性状

(二)显微鉴别

1. 横切面显微特征 外果皮细胞为1列,类方形,壁稍厚,外被较厚的角质层,有时可见有盾状鳞毛着生。中果皮为不规则的薄壁细胞,果肉内侧有外韧型维管束数个,排列近环形。外种皮为1列切向延长的扁平细胞,浅黄棕色,外被角质层;向内为壁增厚的紧密排列的栅状细胞,无色或淡黄色;油细胞1列,棕褐色,有油室共1个,椭圆形。外胚乳细胞为5～7列扁平细胞,径向延长。胚乳细胞多角形,内含油滴和糊粉粒。子叶细胞多角形或类圆形,最外一层略径向延长,内含油滴和糊粉粒(见图12-4至图12-6)。

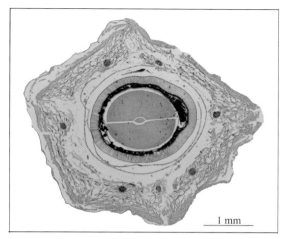

图 12-4 沙棘果实横切面(正常光)(2×)

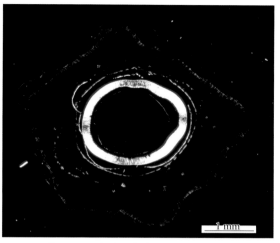

图 12-5 沙棘果实横切面(偏振光)(2×)

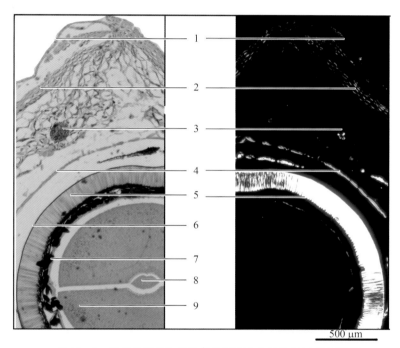

▲ 图 12-6 沙棘果实横切面正常光(左边)与偏振光(右边)(2×)

1.外果皮细胞;2.果肉;3.维管束;4.内果皮细胞;5.栅状细胞;6.外种皮;7.外胚乳;8.胚根;9.子叶

2. 粉末显微特征 盾状鳞毛较多,多数已破碎成扇形,完整者有大小两种,小者类圆形,由 100 多个单细胞非腺毛放射状排列毗邻而成,直径 200~250 μm,末端分离,大者类圆形,直径 300~400 μm,单个细胞末端尖或稍圆,直径约 5 μm。果肉薄壁细胞含多数橙红色或橙黄色颗粒状物。果皮表皮细胞表面观多角形,垂周壁稍厚。外种皮细胞类长条形,壁较厚,紧密排列呈栅栏状。草酸钙针晶不规则,细小,多存在于果肉薄壁细胞中。导管多为螺纹导管。外胚乳细胞单个散在,圆形,有的内含脂肪油滴。内果皮细胞无色或浅褐色,长椭圆形,略呈镶嵌状排列。纸质膜黄褐色,厚壁细胞垂周壁弯曲,壁呈连珠状增厚。胚乳细胞含细小糊粉粒(见图 12-7)。

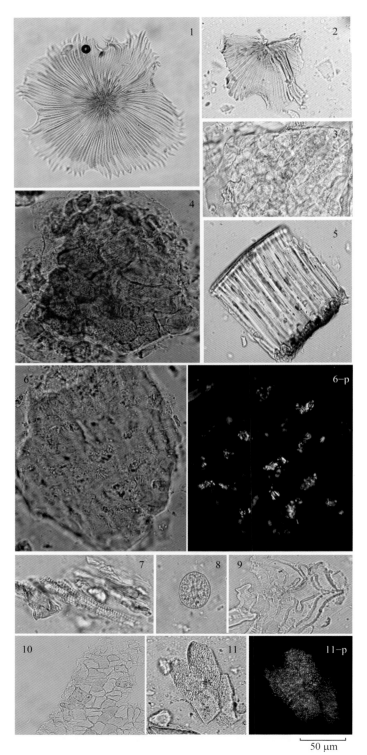

▲ 图 12-7　沙棘粉末显微特征

1.盾状鳞毛(大鳞毛);2.盾状鳞毛(小鳞毛);3.果肉薄壁细胞;4.果皮表皮细胞;5.栅状细胞;6.草酸钙针晶;7.螺纹导管;8.外胚乳细胞;9.内果皮细胞;10.纸质膜厚壁细胞;11.胚乳细胞

质量控制

《中国药典》(2020 年版)规定：本品杂质不得超过 4%，水分不得超过 15.0%，总灰分不得超过 6.0%，浸出物不得少于 25.0%。本品以干燥品计算，含总黄酮以芦丁($C_{27}H_{30}O_{16}$)不得少于 1.5%，含异鼠李素($C_{16}H_{12}O_7$)不得少于 0.10%。

道地特征

以颗粒饱满、色棕红、味酸涩、无破皮及虫蛀者为佳。

混淆品与伪品

1. 白刺 本品为藜科植物白刺 *Nitraria tangutorum* Bobr. 的干燥成熟果实。

鉴别特征：呈卵形，有时呈椭圆形，红棕色；果核窄卵形长 5~6 mm，先端短渐尖；果核表面具凹窝，顶端两侧各具明显的 2 条纵向凹槽。

2. 卧龙沙棘 本品为胡颓子科植物卧龙沙棘 *Hippophae rhamnoides* subsp. *wolongensis* Y. S. Lian et al. 的干燥成熟果实。

鉴别特征：呈类球形或椭圆形，单粒或数粒粘连，直径 4~8 mm；表面棕色至暗红棕色，皱缩；顶端有残存花柱，基部有短小果梗或果梗痕；果肉油润，质柔软；种子倒卵状矩圆形，长 3~4 mm，宽 1~2 mm，褐色，有光泽，种皮较硬，种仁乳白色，油性。

炮制

1. 沙棘 除去杂质。

2. 沙棘膏 取沙棘除去杂质后，加水煎煮，滤取上层清液，残渣再以少量水煎煮，过滤，合并两次滤液，浓缩至膏状。

沙棘膏呈深棕褐色固体或稠膏状，微具光泽，干燥固体硬而脆，断面不整齐，具有孔隙。用手浸润后以手拭之，将手染成黄色。气微，味酸。

性味与归经

藏医：沙棘酸、涩、温。沙棘膏酸，平。

中医：酸，涩，温。归脾、胃、肺、心经。

功能与主治

藏医：沙棘祛痰止咳，活血散瘀，消食化滞。用于咳嗽痰多，胸满不畅，消化不良，胃痛，闭经。沙棘膏清热止咳,活血化瘀,愈溃疡。用于气管炎,消化不良,胃溃疡及经闭等症。

中医:健脾消食,止咳祛痰,活血散瘀。用于脾虚食少,食积腹痛,咳嗽痰多,胸痹心痛,瘀血经闭,跌扑瘀肿。

贮藏

置通风干燥处,防霉,防虫。

附注

藏医常药用其他沙棘品种如下。

1. 肋果沙棘　落叶灌木,高 0.5～3 m,树皮黑灰色,小枝黄褐色,密被银白色或黄褐色鳞片和星状毛,老枝光滑,灰棕色,先端刺状,呈灰白色,叶互生,线形至线状披针形,长 1.5～6 cm,宽 0.15～0.5 cm,先端尖,基部楔形或圆形,上面幼时密被银白色鳞片和星状毛,后逐渐脱落,下面密被银白色鳞片和星状毛或混生褐色鳞片,呈黄褐色。花序生于幼枝基部,簇生成短总状;雌雄异株;花小,先叶开放;雄花黄绿色;花萼 2 深裂,雄蕊 4;雌花花萼上部 2 浅裂。果实圆柱形,弯曲,具 5～7 纵肋,长 0.5～0.8 cm,径 0.2～0.3 cm,肉质,密被白色鳞片,成熟时黄绿色或褐黄色。种子圆柱形。花果期 3～9 月(见图 12-8)。

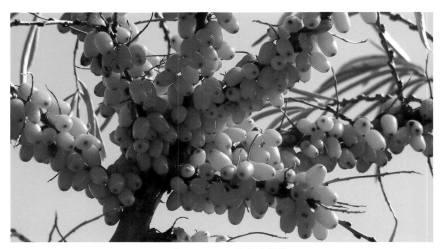

▲ 图 12-8　肋果沙棘植物

生于海拔 3 000～4 000 m 的地区,天然分布主要在祁连、玉树、海西等地。

2. 西藏沙棘　矮小灌木,高 4～60 cm,稀达 1 m;通常无棘刺,单叶,3 叶轮生或对生,稀互生,线形或矩圆状线形,长 1～2.5 cm,宽 0.2～0.35 cm,两端钝,边缘全缘不反卷,上面暗绿色,幼时疏生白色鳞片,成熟后脱落,下面灰白色,密被银白色和散生少数褐色细小鳞片。雌雄异株,雄花先开放,黄绿色,生于早落苞片腋内;花萼 2 裂;雄蕊 4,花丝短,花药矩圆形;雌花淡绿色,单生于叶腋,具短梗;花萼囊状,顶端 2 齿裂;子房上位,花柱短,微伸出花外,急尖。果为肉质花萼管包围,核果状,成熟时黄褐色,多汁,阔椭圆形或近圆形,长 0.8～1.2 cm,直径 0.6～1 cm,果梗纤细,褐色,长 1～2 mm。花期 5～6 月,果期 9 月(见图12-9)。

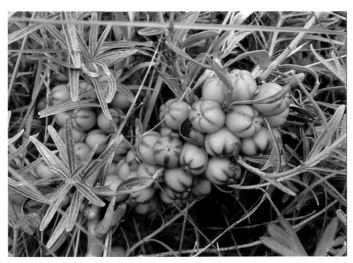

▲ 图 12-9　西藏沙棘植物

西藏沙棘为天然原始分布种,生长于海拔 2 800～4 500 m 的地区天然林,调查发现其分布在大通、互助、门源、果洛、玉树等地(徐智玮,2020)。

第十三章 藏茵陈(獐牙菜)

Zang yin chen　　　HERBA SWERTLAE MUSSOTII

龙胆科植物全世界有 80 属 700 多种,其中獐牙菜属全世界有 170 种,中国有 79 种,其中在青海分布有 10 种 2 变种;花锚属全世界有约 100 种,中国有 2 种,其中在青海分布有 1 种。青林改〔2021〕865 号收录龙胆科一年生矮小草本药用植物为藏茵陈药材的主要来源。藏茵陈在青海资源量较大、较为集中应用的来源是川西獐牙菜、抱茎獐牙菜和椭圆叶花锚的全草,是藏医历史悠久的贵重八珍药材之一。

道地来源

本品为龙胆科植物川西獐牙菜 *Swertia mussotii* Franch.、抱茎獐牙菜 *Swertia franchetiana* H. Smith 和椭圆叶花锚 *Halenia elliptica* D. Don 的全草。

道地历史

唐时《医学四续》中记载"蒂达"有 216 处,其中有"獐牙菜属苦味药""黑齿虎耳草功效是清肝热、清胆热。川西獐牙菜和花锚功效是医治赤巴热病""獐牙菜,功效是医治赤巴的各种热病"等记载。南宋《宇妥本草》记载:"川西獐牙(རང་ཚེར་ཏིག)生旱地,叶片略似白芥菜,茎柄红色分枝多,长短五指或六指,花淡红其味苦,治疗疫疠胆热证。"元代《药名之海》记载:"藏獐牙菜清诸热。篦齿虎耳之大者,功效能够干浓水,小者可干肠出血。花锚、川西獐牙菜、抱茎獐牙菜三者,清除骨热疗头病。清解脉热番木鳖。"

《晶珠本草》云:"椭圆叶花锚(甲地)生于水边草滩。茎似铁筷;叶蓝绿色,基部微卷,叶柄黑而细;花淡蓝色,具金刚角,所生之处一片蓝色,角果如胡麻、籽小,形似铁舍利。"《藏药志》中"ཏིག་ཏ"(滴达)类药物共分 3 大类 25 种,其中川西獐牙菜与抱茎獐牙菜叫"རང་ཚེར་ཏིག"(桑滴),椭圆叶花锚叫"ཇེག་ཆེན་ཏིག"(机合滴),是藏茵陈代表性基原植物。川西獐牙菜 *Swertia mussotii* 以干燥全草或花入药,功效同"滴达",可清热,治胆病、血病。入药种类还有同属植物紫红獐牙菜 *S. punicea*、抱茎獐牙菜 *S. franchetiana*、四数獐牙菜 *S. tetraptera*、华北獐牙菜 *S. wolfgangiana*、二叶獐牙菜 *S. bifolia*,均产于青海、西藏、四川、云南等地。《中国藏药资源物种图鉴》收载獐牙菜属和花锚属植物 15 种，在川西獐牙菜条记载"དིག་ཏ"（蒂达）为一类主要治疗肝胆疾病藏药的总称，商品药材习称"藏茵陈"。现代文献记载的"蒂达"类药材基原涉及 70 余种植物。

藏茵陈味苦，化味性凉，具有治疗血赤热性疾病的功效，是龙胆科清胆热的功效多个药物总称。本书以全国藏区使用较多的川西獐牙菜、抱茎獐牙菜和椭圆叶花锚作为基原植物。其生境、花色、果形及功效等均与上述文献记载一致。

《青海省志·高原生物志》记载：藏茵陈 Swertia franchetiana，又叫抱茎獐牙菜，藏名"斗大"。属于同一药的基原植物尚有川西獐牙菜 Swertia mussotii 和四数獐牙菜 Swertia tetraptera。《青海高原本草概要》收载椭圆叶花锚、二叶獐牙菜、歧伞獐牙菜、北方獐牙菜、红直獐牙菜、抱茎獐牙菜、川西獐牙菜、祁连獐牙菜 S. przewalskii、四数獐牙菜、华北獐牙菜，记载功效均为清热利胆，治疗黄疸性肝炎、胆囊炎。《青海地道地产药材》收载"蒂达"类药物椭圆叶花锚，全草入药，性寒，味苦，有清热利湿、平肝利胆之功。用于乙型肝炎、急性黄疸性肝炎、胆囊炎以及头痛头晕、牙齿热痛等；藏医用于外伤感染发烧、外伤出血。还收载"蒂达"类药物川西獐牙菜和抱茎獐牙菜，全草入药，性寒，味苦。有清热消炎、舒肝利胆之功。用于急慢性黄疸性肝炎、病毒性肝炎及血病。藏医用紫红獐牙菜治消化不良、急性骨髓炎、急性菌痢、结膜炎、咽喉类及烫伤、胆囊炎；用二叶獐牙菜治血虚头晕、高血压、月经不调等症。《青海省濒危中藏药材资源可持续利用研究》记载川西獐牙菜，别称为藏茵陈，全草入药，是最重要的藏药材资源种类，也是青海藏医治疗肝胆疾病的道地药材。

基原

1. 川西獐牙菜　一年生草本，高 15～60 cm。主根黄色。茎直立，四棱形，棱上有窄翅，从基部起分枝，呈塔形或帚状。叶无柄，卵状披针形至狭披针形，长 0.8～3.5 cm，宽 0.3～1 cm，先端钝，全缘，基部略呈心形，半抱茎。圆锥状聚伞花序几乎占据了整植株，多花；花梗细，四棱形；花 4 数，直径 8～13 mm，花萼绿色，深裂至基部，裂片线状披针形或披针形，长 4～7 mm，先端急尖；花冠腊紫红色，深裂近基部，裂片披针形，长 7～9 mm，先端渐尖，具芒尖，基部有两腺窝，腺窝狭长圆形，边缘具柔毛，花丝线形，花药黄色。蒴果长圆状披针形，长 8～14 mm；种子椭圆形，表面具细网纹。花果期 7～9 月（见图 13-1）。

2. 抱茎獐牙菜　一年生草本，高 15～40 cm。主根黄色。茎直立，四棱形，从基部起分枝。基生叶在花期枯落，匙形，长 1～1.5 cm，先端钝，基部渐狭；茎生叶无柄、披针形或卵状披针形，长达 3.7 cm，宽

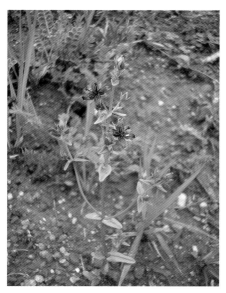

▲ 图 13-1　川西獐牙菜植物

1.5～8 mm,向上部渐小,先端急尖,全缘,基部耳形或近心形,半抱茎,并向茎下延成窄翅。圆锥状聚伞花序几乎占据了整个植株,多花;花梗粗,四棱形;花 5 数,直径 1.5～2.5 cm;花萼深裂,裂片线状披针形,长 7～12 mm,先端尖;花冠灰蓝色;深裂至近基部,裂片披针形或卵状披针形,长 9～15 mm,先端渐尖,具芒尖,基部有两个腺窝,腺窝长圆形,边缘具长柔毛;花丝线形,花药深蓝灰色。蒴果椭圆状披针形,长达 1.6 cm;种子近圆形,表面有细网纹。花果期 8～10 月(见图 13-2)。

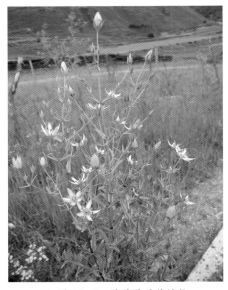

▲ 图 13-2 抱茎獐牙菜植物

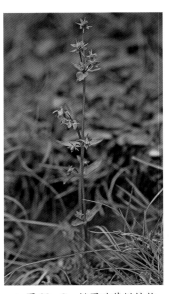

▲ 图 13-3 椭圆叶花锚植物

3. 椭圆叶花锚　一年生草本,高 15～50 cm。茎直立,不分枝或有时少数分枝,四棱形。基生叶早落、叶片椭圆形或匙形,长达 4 cm,宽至 2 cm,先端钝圆,基部楔形;茎生叶大、卵圆形税圆形,长 1.3～9 cm,宽至 4 cm,先端急尖,基部离生,常呈心形或圆形,具明显的 5 脉聚伞花序顶生或腋生;花梗直立,四棱形;花浅蓝色;花萼四深裂,裂片卵形,3～6 mm,先端急尖,有小尖头,具 3 脉;花冠钟形,长 6～8 mm,四深裂,裂片椭圆形,先钝,具尾尖,基部具一平展之距,距线形,较裂片长;雄蕊 4,与花冠裂片互生、着生于花冠筒上、花药黄色;子房卵形、无花柱,柱头二裂。蒴果椭圆形,长 8～10 mm,种子多数,褐色,卵圆形,平滑。花果期 7～10 月(见图 13-3)。

生境与分布

川西獐牙菜分布于青海省囊谦、玉树、称多、班玛各地区(见图 13-4)。生于长江源区和澜沧江源区(扎曲)较低海拔河谷地区,分布海拔 2 100～3 500 m(彭敏,2007)。生长环境为河流峡谷的干热阶地山坡,土壤多为砂石地、土层薄,有机质少。野生状况下多为零散分布,或为开阔的山坡平洼地或农田地埂上有小片较密集分布。受特殊气候影响原因有丰年与贫年之分。抱茎獐牙菜分布于玉树、称多、玛沁、泽库、共和、西宁、大通、湟中、化隆、乐都、互助

2 300～3 800 m 的山坡草地、林缘、河滩。椭圆叶花锚分布于青海除海西州柴达木盆地以外的祁连山脉-湟水各地的农耕区-阿尼玛卿山脉-巴颜喀拉山脉地带的山地、高原草甸、谷地等均有分布。藏茵陈最佳适生区在玉树和果洛。

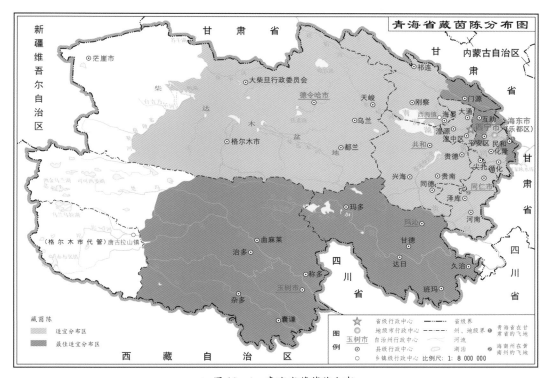

▲ 图 13-4　青海省藏茵陈分布

全国最佳适生区为较高海拔的区域,适宜产地集中分布于我国西南地区、西藏东部及东南部、四川西北部、甘肃陇南及甘南、云南西北部均有分布,陕西、山西亦有少量分布。

产地加工

藏茵陈种植的第二年扬花期为适采期,玉树州采收时期在 8 月中下旬。采收时将植株连根拔起,整株采收,去杂处理后打小捆阴干贮藏即可。

商品规格

统货

药材产销

藏茵陈有野生和种植两种商品,市场上印度獐牙菜 50～200 元/kg 不等,近几年价格一直上涨。青海獐牙菜商品价格 14～20 元/kg。在西宁集散销往陕西、四川,云南等地。

药材鉴别

(一)性状鉴别

1. 药材

(1)川西獐牙菜、抱茎獐牙菜:本品根呈圆柱状,表面淡黄色或土黄色,纤维质,易折断,断面不平整,类白色。茎近四棱形,粗细不等,有节,节上有腋生的对生枝,淡绿色至淡黄色。叶片多脱落破碎,完整叶片长 1～5 cm,长矩圆形或披针形,先端钝尖,基部渐狭,全缘。花皱缩,花冠 4 或 5 深裂,淡黄色至淡蓝色。气清香,味苦(见图13-5、图 13-6)。

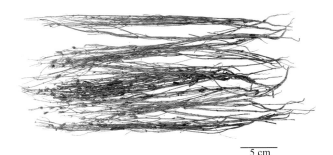

▲ 图 13-5 藏茵陈药材(川西獐牙菜)

(2)花锚:本品呈长短不等的短节。茎长 0.4～4.8 cm,直径 1～3 mm,中空,表面绿色微具翅,节上有对生残叶柄。叶暗绿色,皱缩易碎,完整的叶为卵形,椭圆形或卵状披针形长 2～3.3 cm,宽 0.6～1.2 cm 无柄,全缘,叶背有三条明显的纵脉。花皱缩,花冠蓝色或浅黄棕色,花梗细长,0.2～2 cm;萼 4 深裂,绿色,花冠 4 深裂,基部具 4 距。体轻,质软。气微,味苦,微涩(见图 13-7)。

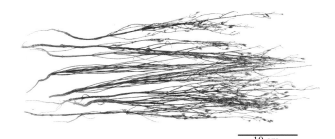

▲ 图 13-6 藏茵陈药材(抱茎獐牙菜)

2. 饮片 本品为不规则的段,根呈圆锥状,表面淡黄色或土黄色,易折断,断面不平整,类白色。茎近四棱,粗细不

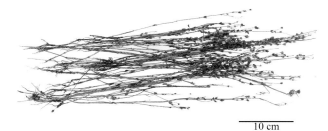

▲ 图 13-7 藏茵陈药材(花锚)

等,有节,节上有对生的枝,淡绿色至淡黄色。叶片多脱落破碎,完整叶片长 1～5 cm,长矩圆形或披针形,先端钝尖,基部渐狭,全缘、花皱缩,花冠 4 或 5 深裂,淡黄色至淡蓝色,气清香,味苦。

(二)显微鉴别

1. 横切面显微特征

(1)川西獐牙菜根横切面:表皮细胞 1 列,细胞呈长方形,排列整齐。皮层狭窄,由 8～12 层薄壁细胞组成,细胞多呈长不规则形至鞋底状,少数细胞呈细条状。韧皮部狭窄,可见筛管群分布。形成层不明显。木质部宽广，其中木纤维众多，呈三角形或多角形，径向排列，排列紧密。导管近圆形，单个散在或2～4个成群与纤维相间隔呈径向排列。中央为初生木质部（见图13-8）。

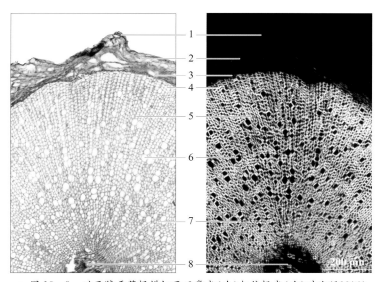

▲ 图13-8　川西獐牙菜根横切面正常光（左）与偏振光（右）对比（100×）
1.木栓层；2.皮层；3.内皮层；4.韧皮部；5.木质部；6.导管；7.木纤维；8.初生木质部

（2）川西獐牙菜茎横切面：茎有四个脊状突起，脊状突起的顶部有2～3个角状突起，顶端较粗，由2～3层薄壁细胞组成。表皮细胞1列，略呈长方形或多边形，脊处表皮细胞为近不规则圆形至不规则多角形，表面被有薄角质层。皮层狭窄，为2～6层薄壁细胞组成，呈长椭圆至多面体形，脊状突起中薄壁细胞呈近圆形，排列疏松。内皮层细胞由近长方形细胞组成，其切向壁增厚且凯氏点明显，偶有切向壁及径向壁均增厚而呈马蹄形。韧皮部狭窄，由2～3层细胞组成。形成层不明显。木质部宽广，由导管和木纤维组成，几乎无木薄壁细胞。导管单列成径向排列或散在，近髓部分导管排列较紧密。木纤维众多，呈不规则多角形，细胞间有小的间隙。髓部薄壁细胞类圆形且大，中央部分破裂成腔（见图13-9）。

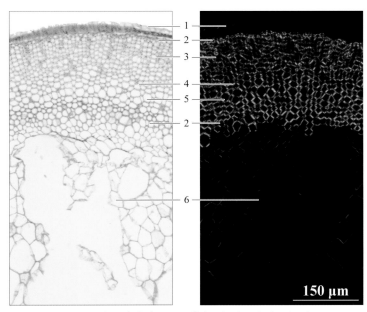

▲ 图13-9　川西獐牙菜茎横切面正常光（左）与偏振光（右）对比（100×）
1.皮层；2.韧皮部；3.木纤维；4.木质部；5.导管；6.髓部

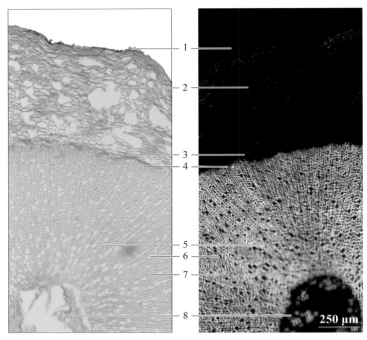

▲ 图 13－10 抱茎獐牙菜根横切面正常光（左）与偏振光（右）对比（100×）

1.木栓层；2.皮层；3.内皮层；4.韧皮部；5.木质部；
6.导管；7.木纤维；8.初生木质部

（3）抱茎獐牙菜根横切面：根横切面近圆形，木栓层狭窄，常脱落，偶有残存。皮层宽广，由 12～16 层薄壁细胞组成，细胞呈圆形，椭圆形，或不规则形，少数细胞呈切线状延长。韧皮部狭窄，细胞扁平状，筛管群少见。形成层不明显。木质部宽广，由木纤维和导管组成，纤维众多，径向排列，细胞圆形、扁圆形或多角形，壁厚且木化。导管较少，2～3 个一起或与纤维间隔成径向排列。中央为初生木质部（见图 13－10）。

（4）抱茎獐牙菜茎横切面：茎呈圆形，有 4 脊状突起，突起顶端圆形。表皮细胞 1 列，细胞多呈长方形或椭圆形。皮层狭窄，由 2～4 层薄壁细胞组成，突起处可至 6 层，细胞多呈鞋底状，少数被挤压成细条状。韧皮部狭窄，由 2～3 层细长薄壁细胞组成，筛管群少见。形成层不明显。木质部宽广，木质部由纤维和导管组成，纤维众多，排列紧密，多分布在木质部近韧皮部一端 2/3 处，呈三角形至多角形。导管较少，主要分布在近髓部，导管集中成群。髓部宽广，由类圆形薄壁细胞组成，部分中部可见裂隙（见图 13－11）。

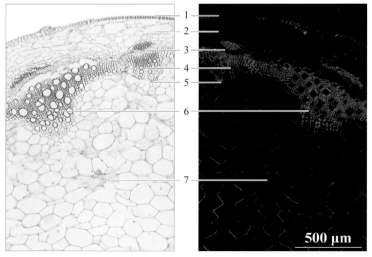

▲ 图 13－11 抱茎獐牙菜茎横切面正常光（左）与偏振光（右）对比（100×）

1.表皮；2.皮层；3.韧皮部；4.导管；5.木纤维；6.木质部；7.髓部

(5)花锚茎横切面:表皮细胞1列,方形或扁平长方形,排列整齐,周边有2对翅,由表皮延伸而成。皮层细胞类圆形或不规则形,切向延长。内皮层为1列较整齐的长方形细胞。维管束双韧形。外侧韧皮部狭窄,木质部宽广,围成完整较厚的环带,木纤维多角形,木化,壁厚,内侧韧皮部明显。髓腔较大(见图13-12)。

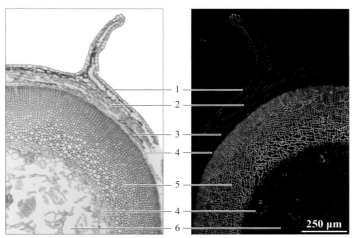

▲ 图13-12　花锚茎横切面正常光(左)与偏振光(右)对比(100×)

1.表皮;2.皮层;3.内皮层;4.韧皮部;5.木质部;6.髓腔

2. 粉末显微特征

(1)川西獐牙菜粉末显微特征:色素块随处散在,绿色或黄绿色。木纤维甚多,成束散在,多已破碎,末端倾斜,纤维壁具斜纹孔。导管可见螺纹、梯纹和网纹导管。花粉粒黄色,类球形,单个或成群,直径20~35 μm,可见3个萌发孔(见图13-13)。

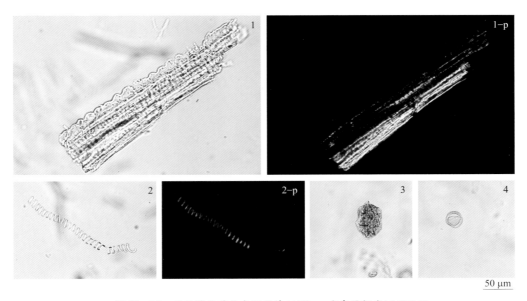

▲ 图13-13　川西獐牙菜粉末显微特征(X-p代表偏振光)(400×)

1.木纤维;2.螺纹导管;3.色素块;4.花粉粒

（2）抱茎獐牙菜粉末显微特征：花粉粒众多，具 3 个萌发孔。木纤维甚多，成束或散在，多已破碎，末端倾斜，纤维壁具斜纹孔；螺纹导管多见，梯纹、网纹导管少见，直径 5～39 μm。色素块散在，绿色或黄绿色（见图 13-14）。

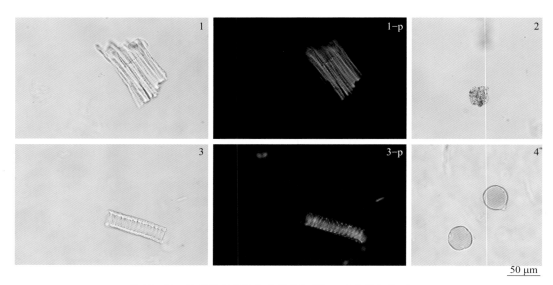

▲ 图 13-14　抱茎獐牙菜粉末显微特征（X-p 代表偏振光）（400×）
1. 木纤维；2. 色素块；3. 网纹导管；4. 花粉粒

（3）花锚粉末显微特征：纤维多见，有两种，一种壁稍薄；另一种壁较厚。导管多为螺纹导管，梯纹少见。薄壁细胞类圆形或长方形。叶下表皮细胞垂周壁弯曲，密布气孔，不等式；叶上表皮细胞垂周壁平直，气孔小，不等式。花粉粒黄色，类球形，单个或成群，直径 20～35 μm，可见 3 个萌发孔（见图 13-15）。

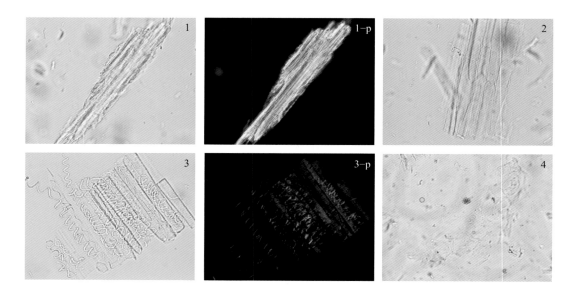

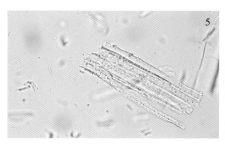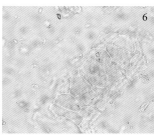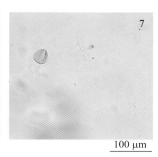

100 μm

▲ 图 13-15　花锚粉末显微特征（X-p 代表偏振光）（400×）

1.纤维；2.薄壁细胞；3.螺纹导管；4.叶下表皮细胞；5.木纤维；6.叶上表皮细胞；7.花粉粒

质量控制

《青海省藏药炮制规范》（2020 版）规定：川西獐牙菜按干燥品计算，含獐牙菜苦苷（$C_{16}H_{22}O_{10}$）、龙胆苦苷（$C_{16}H_{20}O$）总计不得少于 1.3%。

道地特征

以淡绿色至淡黄色、气清香、味苦者为佳。

混淆品与伪品

1. 簇生卷耳　本品为石竹科植物簇生卷耳 *Cerastium fontanum* subsp. *triviale* (Link) Jalas 的全草。

鉴别特征：长 10～40 cm，全株被腺柔毛。茎单生或簇生。叶线状、匙形或长圆状卵形，长 1～2 cm，宽 2～6 mm，基部渐狭，呈柄状，顶端钝或急尖；基部较宽，抱茎，顶端钝或急尖。花数个至多数，常密集；苞片与叶同形，较小；花梗长为萼片的 1—3 倍；萼片 5，长圆状披针形，长 5～6 mm，宽 2～25 mm，边缘膜质，背面密生腺柔毛，腹面基部有缘毛；花瓣 5，白色，倒卵状长圆形。

2. 田野卷耳　本品为石竹科植物田野卷耳 *Cerastium arvense* L. 的全草。

鉴别特征：长 5～20 cm，下部被白色柔毛，上部具腺毛。主根细长，侧根纤细、基蔬丛生，基部简生，黄绿色，有时带紫色。茎下部的叶匙形，基部渐狭，呈柄状，顶端钝或急尖；茎上部的叶长圆状披针形或披针形。抱茎，顶端急尖；叶两面被腺柔毛。

炮制

取原药材，除去杂质，切割成段即可。

性味

中医：甘、苦，凉。
藏医：甘、苦，凉，糙。

功能与主治

清肝利胆，退诸热。用于急性黄疸型肝炎、病毒性肝炎、胆囊炎、血病、头昏头痛、牙痛。

贮藏

置阴凉干燥处。

第十四章 黄 芪

Huang qi   ASTRAGALI RADIX

黄芪属植物全世界有 2 000 余种,中国有 278 种 2 亚种 35 变种 2 变型,其中在青海分布有 58 种 15 变种 3 变型,其中药用 7 种。青林改〔2021〕865 号收录膜荚黄芪 *Astragalus membranaceus*(Fisch.)Bunge,青海野生资源量大。另外,青海尚有蒙古黄芪 *Astragalus membranaceus* var. *mongholicus*(Bunge)P. K. Hsiao,种植面积在 3 万亩左右,是全国较大的黄芪产区。上述两者均为《中国药典》收载品种,以"根条粗长质软、甜味足"为特征,是青海道地药材之一。

道地来源

本品为豆科植物膜荚黄芪 *Astragalus membranaceus*(Fisch.)Bunge 的干燥根。

道地历史

《五十二病方》始有"黄耆(芪)治疗疽病,肉疽则倍用"的药用记载。《神农本草经》将黄耆(芪)列为上品。《新修本草》记载:"黄芪味甘,微温,无毒。主痈疽,久败疮,排脓止痛,大风癞疾,五痔鼠瘘,补虚,小儿百病。妇人子藏风邪气,逐脏间恶血,补丈夫虚损,五劳羸瘦,止渴,腹痛泻利,益气,利阴气。生白水者冷,补。其茎、叶疗渴及筋挛,痈肿,疽疮。此物,叶似羊齿,或如蒺藜,独茎或作丛生。今出原州及华原者最良,蜀汉不复采用之。"按其茎、叶的描述,明显为豆科黄芪属植物,符合膜荚黄芪 *A. membranaceus* 及其变种蒙古黄芪 *A. membranausce* var. *moggholicus* 花冠黄色至浅黄色的植物形态。《药性论》记载:"黄芪生陇西(今甘肃青海一带),补五脏,蜀白水赤皮者,微寒,此治客热用之。"《药性赋》归纳黄芪功效有四,曰:"温分肉而实腠理,益元气而补三焦,内托阴证之疮疡,外固表虚之盗汗。"总结了黄芪为"上、中、下、内外,三焦药也"。《本草图经》对黄芪描述为:"生蜀郡山谷,白水汉中。今河东(今山西)、陕西州郡多有之。根长二三尺以来。独茎,作丛生,枝秆去地二三寸;其叶扶疏作羊齿状,又如蒺藜苗;七月中开黄紫花;其实作荚子,长寸许。八月中采根用。其皮折之如绵,谓之绵黄芪。然有数种。"该时期道地山西宪州绵芪基原应为蒙古黄芪 *A.*

membranaceus var. *mongholicus*,其变型淡紫花黄耆 *A. membranaceus* f. *purpurinus* 也符合植物形态描述。《本草崇原》记载:"黄芪生于西北(今陕西、青海、甘肃、宁夏、山西),得水泽之精,其色黄白,紧实如箭杆,折之柔切如绵,以出山西之绵上者为良,故世俗谓之绵黄芪,或者只以坚韧如绵解之,非是。"《药物出产辨》记载了黄芪的多个产区及商品名称,"主产于黑龙江省,以齐齐哈尔为中心所产的卜奎芪和以宁安、牡丹江为中心所产的宁古塔芪最为道地。因其外表面浅黑或香灰色而统称东北黄芪为黑皮芪,以野生膜荚黄芪 *A. membranaceus* 为主,小部分为蒙古黄芪 *A. membranaceus* var. *mongholicus*"。《中药鉴定学》收载:"黄芪来源为豆科植物蒙古黄芪 *A. stragalus membrauaceus* 及膜荚黄芪 *A. stragelas membranaceus*(Fisch)Bge. 的干燥根。"《中国药材学》有一样的记载。

《青海省志·高原生物志》记载:"黄芪是青海省的'八大药材'之一,量多质佳,行销全国。"《青海药材》记载:"黄芪,为豆科多年生草本,自生于山野,叶为奇数羽状,小叶卵形,有毛茸,秋日开淡黄色小型蝶花,果实为荚果,地下根供药用。产于青海省民和、乐都、大通、互助、化隆等地,山西、东北等地亦产,以山西浑源产者较佳。春季和秋季挖出后去净苗,剥去疙瘩头,晒干后成捆保存。品质身干、粉足、肥大而柔软如绵者为绵芪,最好。功效:缓和强壮药,有止盗汗、自汗和利尿作用,并有排出痘疮等毒素之功用,还能治糖尿等症。"

以上本草记载与今青海分布的膜荚黄芪、蒙古黄芪相吻合,为正品。

基原

1. 膜荚黄芪　多年生草本,高 0.4～1.5 m。主根粗长,木质,圆柱形,直径 1～3 cm,外皮淡棕黄色至深棕色,有侧根。茎直立,半边常是紫色,疏被白色长柔毛。托叶离生,卵形,披针形至线状披针形,长 5～30 mm,有缘毛;奇数羽状复叶,长 5～10 cm;小叶 13～23 cm,椭圆形、矩圆形或明状披针形,长 5～20 mm,宽 3～9 mm,先端圆形或微凹,基部圆形,两面被白色贴伏柔毛。总状花序腋生,长于叶,具多花;苞片长 2～4 mm,被毛;花梗被黑色毛;花萼斜钟状,长 4～5 mm,被白色或黑色柔毛,萼齿短,不等长;花冠黄色或淡黄色;旗瓣矩圆状倒卵形,长约 13 mm,先端微凹,爪短;翼瓣和龙骨瓣均长约 12 mm,均具长爪和短耳;子房有柄,被微毛,花柱无毛。荚果半椭圆形,膜质,膨胀,长 20～35 mm,宽 8～12 mm,顶端具喙,被黑色或白色短伏毛,含种子 3～8 枚;种子棕褐色,肾形。花期 6～8 月,果期 7～9 月(见图 14-1)。

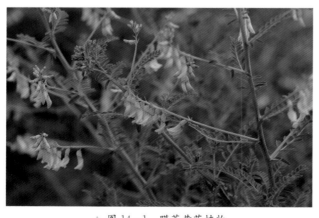

▲ 图 14-1　膜荚黄芪植物

2. 蒙古黄芪　本变种与原变种膜荚黄芪的区别在于:子房及荚果无毛;小叶 21～33,长 4～10 mm,宽 3～6 mm;旗瓣长 19 mm;翼瓣同龙骨瓣长 17.5 mm;荚果长 20～30 mm,宽

12～15 mm(见图 14 - 2)。

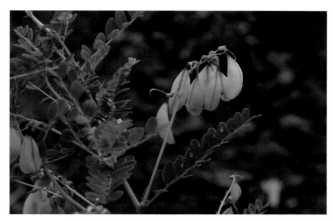

▲ 图 14 - 2　蒙古黄芪植物

生境与分布

　　黄芪药材来源植物生长于青海西宁地区,海东地区,海南州共和、贵德、贵南、兴海,海北州门源、祁连、刚察、海晏,海西州都兰,黄南州各县,玉树州和果洛州各县,分布于海拔 2 400～4 100 m 的山坡及沟谷林间草地,林缘灌丛及河滩草甸(见图 14 - 3)。野生膜荚黄芪

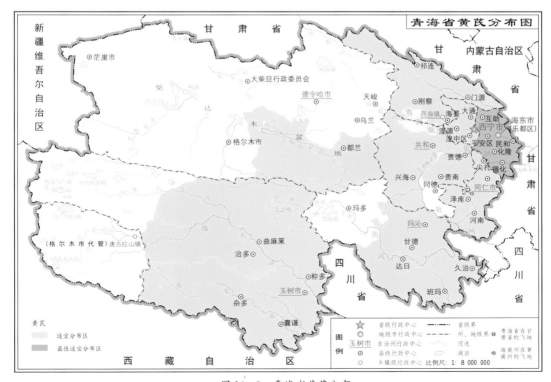

▲ 图 14 - 3　青海省黄芪分布

较多,蒙古黄芪在西宁及海东各县多栽培。大通、循化、同仁是黄芪的最佳适生区。黄芪生于向阳处,喜冷凉干燥气候,适宜沙壤土或砂砾土,忌阴湿黏重土壤。黄芪在青海分布与《中国药材产地生态适宜性区划》中的黄芪药材生态相似度 95%~100% 主要区域一致,说明青海也是黄芪适宜生长产区之一。

除青海外,全国黄芪主要产于东北、内蒙古、甘肃、四川、山西、陕西等地,形成一个由东北到西南的带状分布,黄芪主产区还是以甘肃、山西、内蒙古、东北等夏季平均温度相对较低且冬季寒冷的地区为主,占总调查数量的 87.50%;在高海拔偏西南的四川及其周边地区甘南、青海东部、东南部亦产,占总调查数量的 6.25%;其他地区占总数量的 6.25%。根据黄芪分布带的气候特征,推测黄芪是适宜于生长在夏季凉爽、春季较为干旱的地区。

产地加工

待霜降地上部分叶枯萎时或春季土壤解冻后采挖。根挖出后,除去泥土,趁鲜将芦头上部(根茎)剪掉,大小一起晾晒至皮部略干,表皮不易脱落时,扎成直径约 15 cm 的小捆,用绳子活套两端,下垫木板,手拉绳头,用脚踏着来回搓动。搓后堆码发汗,严防发霉,促进糖化。2~3 天后,晾晒搓洗 2 遍,如此反复数次,直至全干。要求表皮保持完整,皮肉紧实,内部糖分积聚,条秆刚柔适度,最后砍去头、尾,剪尽毛根,分等扎把,即成商品药材。

商品规格

根据栽培方式不同,将黄芪药材分为栽培黄芪与仿野生黄芪两种规格:在规格项下根据长度、斩口下 3.5 cm 处直径不同进行等级划分(见图 14-4)。

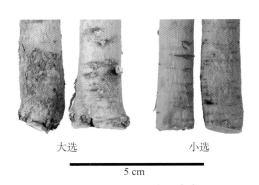

大选　　　　　　小选

5 cm

▲ 图 14-4　不同直径黄芪

不同规格等级的黄芪性状特点如下。

1. 栽培黄芪　见图 14-5。

大选:呈圆柱形,有的有分枝,上端较粗,表画淡棕黄色或棕褐色,有不整齐的纵皱纹或纵沟。质硬而韧,不易折断,断面纤维性强,并显粉性,皮部黄白色,有放射状纹理。气微,味微甜,嚼之有豆腥味。外皮平滑,根皮较柔软,断面致密,木心中央黄白色,质地坚实。长≥

30 cm,头部斩口下 3.5 cm 处直径≥1.4 cm。

小选:详见大选。与大选不一样的是:长≥30 cm,头部斩口下 3.5 cm 处直径≥1.1 cm。

统货:详见大选。与大选不一样的是:长短不分,粗细不均匀,头部斩口下 3.5 cm 处直径≥1.0 cm。

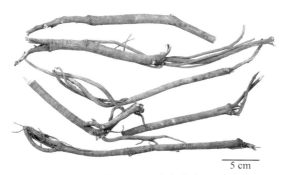

▲ 图 14-5　栽培黄芪

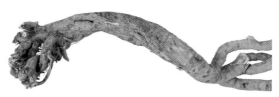

▲ 图 14-6　仿野生黄芪

2. 仿野生黄芪　见图 14-6。

特等:呈圆柱形,有的有分枝,上端较粗,表画淡棕黄色或棕褐色,有不整齐的纵皱纹或纵沟。质硬而韧,不易折断,断面纤维性强,并显粉性,皮部黄白色,有放射状纹理。气微,味微甜,嚼之有豆腥味。外皮粗糙,断面皮部有裂隙,木心黄,质地松泡,根中心有的呈枯朽状,黑褐色或呈空洞。长≥40 cm,头部斩口下 3.5 cm 处直径≥1.8 cm。

一等:详见特等。与特等不一样的是:长≥45 cm,头部斩口下 3.5 cm 处直径 1.4～1.7 cm。

二等:详见特等。与特等不一样的是:长≥45 cm,头部斩口下 3.5 cm 处直径 1.2～1.4 cm。

三等:详见特等。与特等不一样的是:长≥30 cm,头部斩口下 3.5 cm 处直径 1.0～1.2 cm。

药材产销

青海是黄芪种植大省之一,居甘肃之后,大部分药材省内加工,集散于西宁湟中、大通。一部分在种植地头被甘肃商户收购,在甘肃加工。鲜黄芪 4～5 元/kg,干货 20 元/kg。黄芪销往四川、安徽、陕西、河北等地。

药材鉴别

(一) 性状鉴别

1. 药材　本品呈圆柱形,有的有分枝,上粗下细,长 30～90 cm,直径 1～3.5 cm。表面淡棕黄色或淡棕褐色,有纵皱纹或纵沟。栓皮剥落后,露出黄白色皮部,有时可见黄白色网状纤维束。质硬而韧,不易折断,断面纤维性强,并显粉性,皮部黄白色,木部淡黄色,具放射状纹理及裂隙。老根中心偶呈枯朽状、黑褐色或呈空洞。气微,味微甜,嚼之有豆腥味。以条粗长、断面色黄白、味甜、有粉性者为佳。

2. 饮片　本品呈类圆形或椭圆形的厚片。外表皮黄白色至淡棕褐色,可见纵皱纹或纵沟。切面皮部黄白色,木部淡黄色,有放射状纹理及裂隙,有的中心偶有枯朽状,黑褐色或呈空洞。气微,味微甜,嚼之有豆腥味(见图14-7、图14-8)。

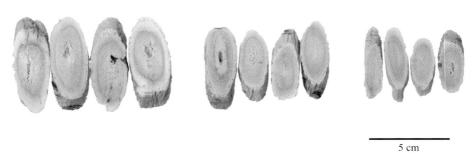

5 cm

▲ 图14-7　种植黄芪饮片

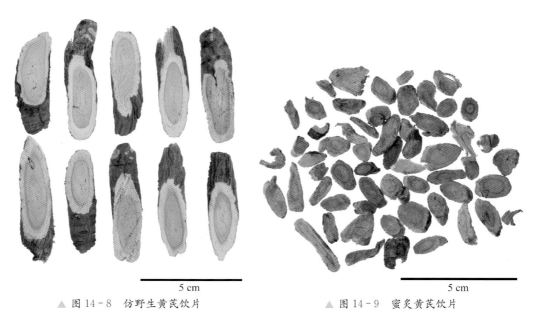

5 cm

▲ 图14-8　仿野生黄芪饮片

5 cm

▲ 图14-9　蜜炙黄芪饮片

3. 炙黄芪　本品呈圆形或椭圆形的厚片,直径0.8~3.5 cm,厚0.1~0.4 cm,外表皮淡棕黄色或淡棕褐色,略有光泽,可见纵皱纹或纵沟,具蜜香气,味甜,略带黏性,豆腥味弱(见图14-9)。

(二)传统鉴别术语

"炮台芪":指膜荚黄芪挑大小适中、粗细均匀、质地柔嫩者,切去头尾,经沸水焯过,使其条干柔润,用板搓直,然后扎成炮台形,故名。其绵性大,质地松,气味浓,传统认为质量优佳。

"金盏银盘"：指黄芪药材的横切面木部呈黄色，皮部呈白色，恰似金玉相映，又称"金井玉栏"。

"皮松肉紧"：指黄芪药材横切面的皮部疏松，木部较结实。

"空头"：指野生黄芪老根的芦茎切口，中央枯空呈黑褐色洞，又称"胡椒眼"。

"绵黄芪"指黄芪质量较好，且柔软如绵。又因其根长，形似箭杆，称之"箭黄芪"。

（三）显微鉴别

1. 横切面显微特征　木栓细胞多列，栓内层为 3～5 列厚角细胞。韧皮部射线外侧常弯曲，有裂隙。纤维成束，壁厚，木化或微木化，与筛管群交互排列。近栓内层处有时可见石细胞。形成层成环。木质部导管单个散在或 2～3 个相聚；导管间有木纤维；射线中有时可见单个或 2～4 个成群的石细胞。薄壁细胞含淀粉粒（见图 14 - 10）。

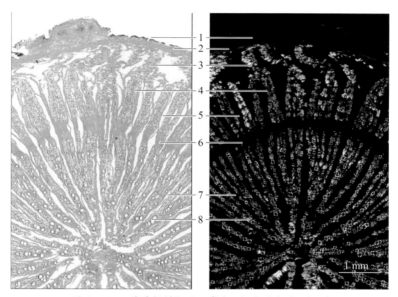

▲ 图 14 - 10　黄芪根横切面正常光（左）与偏振光（右）对比

1. 木栓层；2. 栓内层；3. 韧皮部；4. 纤维束；5. 裂隙；6. 形成层；7. 木射线；8. 木质部

2. 粉末显微特征　粉末黄白色。纤维成束或散离，直径 8～30 μm，壁厚，表面有纵裂纹，初生壁常与次生壁分离，两端常断裂成须状，或较平截。导管多见。木栓细胞表面观呈多角形或类方形，垂周壁薄，有的细波状弯曲。淀粉粒较多（见图 14 - 11）。

质量控制

《中国药典》（2020 年版）规定：本品水分不得超过 10.0%，总灰分不得超过 5.0%，重金属及有害元素中含铅不得超过 5 mg/kg，镉不得超过 1 mg/kg，砷不得超过 2 mg/kg，汞不得超过 0.2 mg/kg，铜不得超过 20 mg/kg，五氯硝基苯不得超过 0.1 mg/kg；浸出物不得少于17.0%。本品按干燥品计算，含黄芪甲苷（$C_{41}H_{68}O_{14}$）不得少于 0.080%，含毛蕊异黄酮葡萄

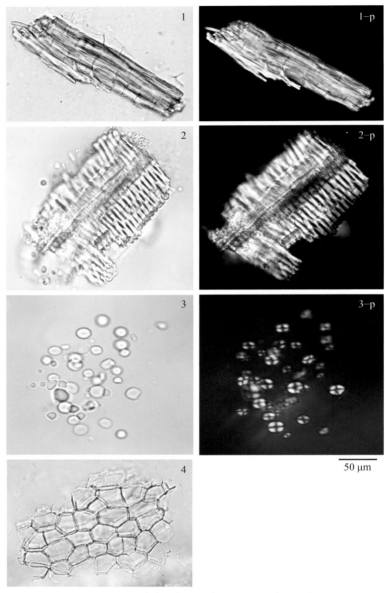

▲ 图 14-11　黄芪粉末显微特征(X-p 代表偏振光)
1.纤维束;2.导管;3.淀粉粒;4.木栓细胞

苷($C_{22}H_{22}O_{10}$)不得少于 0.020%。炙黄芪总灰分不得超过 4.0%。炙黄芪按干燥品计算含黄芪甲苷($C_{41}H_{68}O_{14}$)不得少于 0.060%,其余同原药材。

道地特征

以条粗长、质柔软如棉、断面黄白色、粉质好、豆香气浓郁、味甜者为佳。

混淆品与伪品

1. 锡金岩黄芪　本品为豆科植物锡金岩黄芪 *Hedysarum sikkimense* Baker 的干燥根。

鉴别特征：主根粗大，圆柱形，少有分支，上端略粗，长 15～40 cm，直径 0.6～2.5 cm；表面灰红棕色，有纵皱纹、横长皮孔及少数支根痕；外皮易脱落，剥落处淡黄色；质硬而韧，不易折断；断面纤维性，并显粉性，皮部黄白色，木部淡黄棕色，射线放射状，形成层环浅棕色；气微，味微甘、微甜，嚼之有豆腥味。

2. 塘谷耳黄芪　本品为豆科植物塘谷耳黄芪 *Astragalus tongolensis* Ulbr. 的干燥根，又名"白大芪"或"马芪"。

鉴别特征：呈圆柱形，头大尾小，根头部常生一主侧根及许多较细的侧根；表面灰棕色至灰褐色，有明显的纵皱纹，可见栓皮剥落后留下的棕褐色斑痕；质坚硬，折断面粗纤维性，横切面皮部呈淡棕色，具棕色的形成层环；味微甜。

3. 蔓黄芪　本品为豆科植物蔓黄芪 *Phyllolobium chinense* Fisch. ex DC. 的干燥根。

鉴别特征：呈圆柱形，表面黑褐色；质坚硬，味微甜。

4. 土黄芪　本品为锦葵科植物野葵 *Malva verticillata* L. 的干燥根。

鉴别特征：主根长圆锥形，多数支根及须根；表面灰黄色至黄棕色，具纵皱纹；体轻、质韧；断面纤维性强、皮部白色，木部淡黄色；气微，味淡。

5. 白花草木犀　本品为豆科植物白花草木犀 *Melilotus albus* Desr. 的根。

鉴别特征：根呈圆柱形，长 10～15 cm，上端直径 0.4～1.2 cm，下端渐细，分枝多。根头部较大，常有 2 至多个地上茎的残基，表面黄棕色至红棕色，多细纵纹，皮孔淡黄色，横向延长。质坚，折断面刺状，切断面皮部灰白色至灰黄色，木部淡黄色或黄色。气微弱而特异，味微甜。

6. 紫苜蓿　本品为豆科植物紫苜蓿 *Medicago sativa* L. 的根。

鉴别特征：呈圆柱形，长 10～50 cm，直径 0.5～0.8～2 cm，分枝较多。根头部较粗大，有时具地上茎残基。表面灰棕色至红棕色，皮孔少且不明显。质坚而脆，断面刺状纤维性强呈毛状，有粉性。气微弱，略具刺激性，味微苦。粉末厚角组织中有草酸钙棱晶，导管主要为细螺纹及网纹导管。

7. 刺果甘草　本品为豆科植物刺果甘草 *Glycyrrhiza pallidiflora* Maxim. 的干燥根及根茎。

鉴别特征：根茎圆柱形，长 16～25 cm，直径 0.3～1.5 cm。顶端有多数茎残基。表面灰棕色，有不规则扭曲的纵皱纹及横向皮孔，有时可见小型的芽。横断面皮部灰白色，木部浅黄色；中心有小型髓，气微弱，味苦涩。

8. 药蜀葵　本品为锦葵科植物药蜀葵 *Althaea officinalis* L. 的干燥根切制的饮片。

鉴别特征：厚薄不均的片状。表面灰黄色、黄白色或灰褐色，多纵皱纹，有细长的横向皮孔、略突起，色较深，横断面韧皮部灰白色，木质部淡黄色，平坦，形成层不太明显。气弱，味微甜，带有黏液性，无豆腥味。薄壁细胞含草酸钙簇晶。

9. 单蕊黄芪　本品为豆科植物单蕊黄芪 *Astragalus monadelphus* Maxim. 的根。

鉴别特征:圆柱形,分枝少。表面灰黄色或黄色,有纵纹。断面皮部色白,木部淡黄色,皮部有纤维,根不易折断。味甘。

炮制

1. 黄芪　取原药材,除去杂质,除去残茎及空心部分,洗净,润透,切厚片,干燥。
2. 蜜黄芪　取炼蜜,加少量的开水稀释后,淋于净黄芪片中拌匀,稍闷,用文火炒至深黄色,透香气、不粘手时,取出放凉(每1kg黄芪,用炼蜜2.5kg)。

性味与归经

甘,温。归肺、脾经。

功能与主治

补气升阳,益卫固表,利尿消肿,生津养血,行滞通痹,托疮生肌。用于脾气虚弱,中气下陷,气虚肿;咳喘气短,表虚自汗;气血亏虚,疮疡难溃,或久溃不敛。也可用于气虚血滞所致筋脉失肌肤麻木或半身不遂等。

贮藏

置通风干燥处,防潮,防蛀。

第十五章 红 景 天

Hong jing tian

RHODIOLAE CRENULATAE RADIX ET RHIZOMA

红景天属植物全世界有 90 种,中国有 70 余种,其中在青海分布有 11 种 1 变种。青林改〔2021〕865 号收录蔷薇红景天 *Rhodiola rosea*。红景天属多种植物被各地藏医称为灿类"ཚན།"或索罗玛布类"སྲོལ་དམར་པོ།"药材。我国占世界红景天种质资源量约 80%,青海是我国红景天的主要分布中心,大花红景天、狭叶红景天、唐古红景天在青海,药用历史较长,且收载于国家或地方药品标准中,为青海主要道地药材之一,市场需求量逐年增加。

道地来源

本品为景天科植物大花红景天 *Rhodiola crenulata*(Hook. f. et Thomson)H. Ohba、狭叶红景天 *Rhodiola kirilowii*(Regel)Maxim. 及唐古红景天 *Rhodiola tangutica*(Maxim.)S. H. Fu 的干燥根和根茎。

道地历史

红景天始载于《四部医典》,记为"索罗、灿肖",其性凉,主要用于治疗热性疾病。大花红景天 *Rhodiola crenulata* 始载于《药名之海》,藏名为"索罗玛布",其本草图鉴始载于收藏在英国伦敦 Wellcome Collection 中的《药师佛意旨四典本草图鉴》(18 世纪)。18 世纪《晶珠本草》中已有较为详细的记载,记载名称为"索罗玛布",引《铁鬘》云:"红景天性凉、缓。"藏医中红景天总称为"灿",特别是红色红景天(大花红景天),称为"灿玛尔",为正品。红景天分为神灿、鬼灿、雌灿、雄灿、中灿等 5 种。也有依据生长地、植株大小和粗细等因素分为雪山红景天、石山红景天、草坡红景天、水生红景天等 4 种,但区别不大。引《现观》云:"红色红景天(大花红景天)生长在高山、石山、草坡水边等地。无论生于何处,尽管变态很多,茎皆为红色、较硬、数多,叶厚、簇生、有银色露珠,全茎被叶,秋天变成红色,如僧衣,花、果荚、种子皆红色,粗糙,尖端截状;根如人肺,皮厚且为黑色,气味大。味甘、苦、涩,性凉,功效养肺、清热、滋补元气,含在嘴里去口臭。供神神欢喜,浸水沐洗能除诸灾。"《中国藏药植物资源考订》收载"སྲོལ་དམར་པོ།"(索罗玛保),有唐古特红景天、小丛红景天、宽果瓣红景天、四裂红景天、圣地红景天、云南红景天、圆丛红景天、长鞭红景天、喜马拉雅红景天、大花红景天、柴胡红景天、德钦红景天共 11 种;收载"ཙན་དམར།"(灿玛尔),为狭叶红景天;收载"ཙན་དཀར།"(灿嘎),为红景天 R. rosea L.、长毛圣地红景天、齿叶红景天、粗茎红景天、大株粗茎红景天(大株红景天);收载"ཙན་ཨ་རྒོད།"(灿阿梧孜),为多茎景天、阔叶景天、费菜共 10 种。以上红景天绝大部分产区在青藏高原各地,生于海拔 2 800～5 600 m 的山坡林下、草坡、灌丛、石缝、流石滩。为清热解毒类药,用于肺炎、肺结核、支气管炎。从历代藏文本草文献对红景天的记载来看,大花红景天 Rhodiola crenulata、唐古特红景天 Rhodiola tangutica 为正品,茎皆为红色、较硬、多数、叶厚、簇生、有银色露珠、全茎被叶、秋天变成红色,如僧衣、花、果荚、种子皆红色、粗糙、先端钝;根如人肺为主要区别特征。长鞭红景天(拉灿玛宝)、菊叶红景天(哲灿加宝)、蔷薇红景天、齿叶红景天(灿玛泡灯)、喜马红景天(玛囊灿玛)、四轮红景天(掌灿巴)、小丛红景天(刚灿巴)、圣地红景天(亚灿巴)、狭叶红景天(邦灿巴)、四裂红景天(齐灿巴)、藏布红景天(灿玛毛灯)可作为大花红景天的替代品使用。

《青海省志·特产志》记载:"红景天为景天科植物,多年生草本。有狭叶红景天、唐古红景天、大花红景天等多种。藏语称嘎都尔或称索洛玛保。红景天根及根茎具有利肺止血、滋补元气的作用。治肺病、发热、神经麻痹、水肿等症。现代药理提示,红景天有抗疲劳、抗缺氧的作用。目前已用于运动医疗保健。同时将其作高山不适应剂及强壮剂等,可提高体力和脑力劳动效率。"《青海地道地产药材》收载红景天,基原有狭叶红景天、唐古特红景天、大花红景天和圆丛红景天。藏药名叫"尕都尔",藏医又称"索洛玛保"。记载:红景天属植物在青海省分布种多,且面广,野生蕴藏量可观,是很有前途开发利用的大宗药材。性寒,味甘、涩。清热,利肺,止血。用于肺病、发热、神经麻痹、水肿。"索洛玛保"有滋补元气之功。现代药理提示,本品有抗疲劳、抗缺氧的作用,用于运动保健医疗。

综上论述,红景天品种较多,青海产且藏医称之为"灿"类药材的主要有大花红景天、唐古特红景天和狭叶红景天,是青海主要道地药材。

基原

1. 大花红景天　多年生肉质草本。地上的根颈短,残存花枝茎少数,黑色,高 5～20 cm,不育枝直立,高 5～17 cm,先端密着叶,叶宽倒卵形或宽椭圆形,长 1～3 cm,宽 1.5～2 cm,先端钝圆形。花茎多,直立或扇状排列,高 5～20 cm,稻秆色至红色。叶有假的短柄,椭圆状长圆形至几为圆形,长 1.2～3 cm,宽 1～2.2 cm,先端钝或有短尖,全缘或波状或有圆齿。花序伞房状,有多花,长 2 cm,宽 2～3 cm,有苞片;花大型、有长梗,雌雄异株;雄花萼片 5,狭三角形至披针形,长 2～2.5 mm,钝;花瓣 5,红色,倒披针形,长 6～7.5 mm,宽 1～1.5 mm,有长爪,先端钝;雄蕊 10,与花瓣同长;鳞片 5,近正方形至长方形,长 1～1.2 mm,宽 0.5～0.8 mm,先端有微缺;心皮 5,披针形,长 3～3.5 mm,不育;雌花蓇葖 5,直立,长 8～10 mm,花枝短,干后红色。种子倒卵形,长 1.5～2 mm,两端有翅。花期 6～7 月,果期 7～8 月(见图 15-1)。

2. 狭叶红景天　多年生草本。根粗,直立。根颈直径 1.5 cm,先端被三角形鳞片。花茎少数,高 15～60 cm,少数可达 90 cm,直径 4～6 mm,叶密生。叶互生,线形至线状披针形,

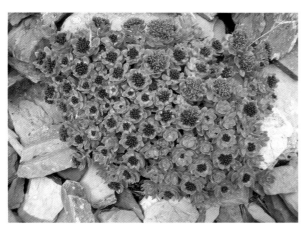

▲ 图 15-1　大花红景天植物

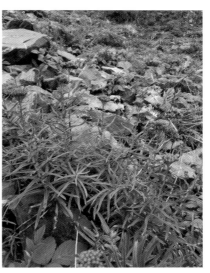

▲ 图 15-2　狭叶红景天植物

长 4～6 cm,宽 2～5 mm,先端急尖,边缘有疏锯齿,或有时全缘,无柄。花序伞房状,有多花,宽 7～10 cm;雌雄异株;萼片 5 或 4,三角形,长 2～5 mm,先端急尖;花瓣 5 或 4,绿黄色,倒披针形,长 3～4 mm,宽 0.8 mm;雄花中雄蕊 10 或 8,与花瓣同长或稍超出,花丝、花药黄色;鳞片 5 或 4,近正方形或长方形,长 0.8 mm,先端钝或有微缺;心皮 5 或 4,直立。蓇葖披针形,长 7～8 mm,有短而外弯的喙;种子长圆状披针形,长 1.5 mm。花期 6～7 月,果期 7～8 月(见图 15-2)。

3. 唐古红景天　多年生草本。主根粗长,分枝;根茎没有残留老枝茎,或有少数残留,先端被三角形鳞片。雌雄异株。雄株花茎干后稻秆色或老后棕褐色,高 10～17 cm,直径 1.5～2.5 mm。叶线形。长 1～1.5 cm,宽不及 1 mm,先端钝渐尖,无柄。花序紧密,伞房状,花序下有苞叶;萼片 5,线状长圆形,长 2～3 mm,宽 0.5～0.6 mm,先端钝;花瓣 5,干后似为粉红色,长圆状披针形,长 4 mm,宽 0.8 mm,先端钝渐尖;雄蕊 10,对瓣的长 2.5 mm,在基部上 1.5 mm 着生,对萼的长 4.5 mm;鳞片 5,四方形,长 0.4 mm,宽 0.5 mm,先端有微缺;心皮 5,狭披针形,长 2.5 mm,不育。雌株花茎果时高 15～30 cm,直径 3 mm,棕褐色。叶线形,长 8～13 mm,宽 1 mm,先端钝渐尖。花序伞房状,果时倒三角形,长宽各 5 cm;萼片 5,线状长圆形,长 3～3.5 mm,宽 0.5～0.7 mm,钝;花瓣 5,长圆状披针形,长 5 mm,宽 1～1.2 mm,先端钝渐尖;鳞片 5,横长方形,长 0.5 mm,宽 0.7 mm,先端有微缺。蓇葖 5,直立,狭披针形,长达 1 cm,喙短,长 1 mm,直立或稍外弯。花期 5～8 月,果期 8 月(见图 15-3)。

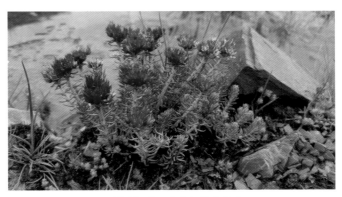

▲ 图 15-3　唐古红景天植物

生境与分布

红景天(狭叶红景天、唐古红景天、大花红景天)分布于青海囊谦、玉树、玛多、班玛、久治、达日、玛沁、同仁、泽库、河南、西宁、大通、循化、乐都、互助、祁连、门源、共和、贵南、天峻、都兰等县(见图 15 - 4)。最佳适生区在北纬 31°39′～38°29′，东经 95°25′～103°04′的门源、祁连、贵南、河南县、果洛玛沁、玛多地区，以祁连山地区、拉脊山地区、西候山地区、阿尼玛卿山地区以及巴颜喀拉山地区，即青海东部至东南部与甘肃、四川、西藏交界处分布较为集中。生境为高山岩隙、高山草甸、灌丛下、林下等。狭叶红景天分布于海拔 2 300～4 500 m 地区；唐古红景天分布于海拔 3 090～4 850 m 地区；大花红景天生于海拔 4 400～5 400 m 地区，其分布地域性较强，能在缺氧、低温干燥、强紫外线照射的恶劣多变自然条件下生长，从遗传上适应了高寒多变的逆境，青海多生长于暗针叶林、灌丛区和草甸及退化草甸区，植被类型伴生植物小檗、金露梅、锦鸡儿、沙棘、梅花草等近 30 种。

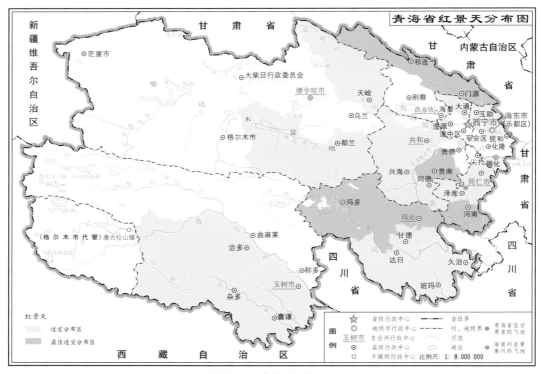

▲ 图 15 - 4　青海省红景天分布

红景天有喜光耐寒特征，在我国西藏、云南、四川、新疆、甘肃、陕西、河北、山西亦有分布。

产地加工

红景天在种子繁殖生长 4～5 年后采收，根茎繁殖生长 2～3 年后采收。采收季节在秋季地上部分枯萎后,先除去地上部枯萎茎叶,将地下部分挖出,去掉泥土,用水冲洗干净,在60~70℃条件下烘干。或者将洗干净的药材上锅蒸7~10 min之后,在阳光下晒干或在干燥室内烘干,待药材达到七八成干时,将根和根茎整顺取直,顶部对齐,数个根茎捆成小把,再烘至全干。

商品规格

根据市场流通情况,将大花红景天药材分为"选货"和"统货"两个等级。不同规格等级的红景天性状特点如下。

1. 选货　根茎呈圆柱形,粗短,略弯曲,少数有分枝,长5~20 cm,直径≥3.5 cm。表面棕色或褐色,粗糙有褶皱,剥开外表皮有一层黄色膜质表皮且具粉红色花纹。主根呈圆柱形,粗短;断面橙红色或紫红色,有时具裂隙。气芳香,味微苦涩、后甜。

2. 统货　根茎呈圆柱形,粗短,略弯曲,少数有分枝,长5~20 cm,直径2.9~4.5 cm。表面棕色或褐色,粗糙有褶皱,剥开外表皮有一层黄色膜质表皮且具粉红色花纹。主根呈圆柱形,粗短;断面橙红色或紫红色,有时具裂隙。气芳香,味微苦涩、后甜。

药材产销

红景天药材商品主要来源本省野生,以唐古红景天、狭叶红景天最多。西宁是全国商品集散地,货源有西藏、陕西等地。部分供应制药企业和医疗机构使用,部分在西宁土特产店销售,2013年大花红景天为每千克26元,2022年大花红景天每千克55~75元,绝大部分红景天外销安徽、四川、上海等地。

药材鉴别

(一)性状鉴别

(1)大花红景天:本品根茎呈圆柱形,粗短,略弯曲,少数有分枝,长5~20 cm,直径2.9~4.5 cm。表面棕色或褐色,粗糙有褶皱,剥开外表皮有一层膜质黄色表皮且具粉红色花纹;宿存部分老花茎,花茎基部被三角形或卵形膜质鳞片;节间不规则,断面粉红色至紫红色,有一环纹,质轻、疏松。主根呈圆柱形,粗短,长约20 cm,上部直径约1.5 cm,侧根长10~30 cm;断面橙红色或紫红色,有时具裂隙。气芳香,味微苦涩、后甜(见图15-5)。

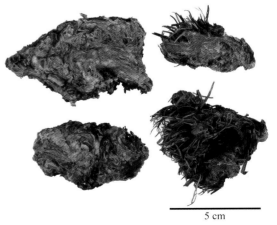

5 cm

▲ 图15-5　大花红景天饮片

（2）狭叶红景天：本品根茎呈不规则的圆块状或圆锥形。表面红棕色或棕色，凹凸不平，具残留茎基痕和棕红色膜质鳞叶，木栓层易剥落。质硬，不易折断，断面棕红色。根细长，长 10～30 cm，直径 0.3～1.0 cm，表面黑褐色。质脆，易折断，断面棕红色，根皮易鳞片状脱落。气微，味苦、涩（见图 15-6）。

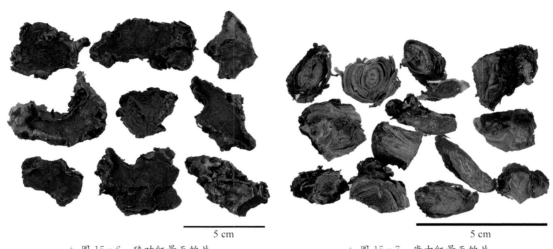

▲ 图 15-6　狭叶红景天饮片　　　　　　　　　▲ 图 15-7　唐古红景天饮片

（3）唐古红景天：本品类圆柱形或不规则状多有分枝；外表皮深棕褐色或棕紫色，其表面花茎残基密集排列，栓皮易脱落；外皮层红棕色，栓皮层状易脱落，下部有多数侧根，长短不一。体轻，质硬脆，断面紫红色，久置后变为黄棕色。髓部黄色具裂隙，味微苦涩，后甜有玫瑰香气（见图 15-7）。

（二）显微鉴别

1. 横切面显微特征

（1）狭叶红景天根横切面：木栓层 5～8 列细胞，皮层狭窄。韧皮部较窄，形成层明显，木质部导管较多，呈放射状排列。横切面中间有多处裂隙。

（2）狭叶红景天根茎横切面：木栓层 5～8 列细胞，皮层狭窄。外轮维管束排列成环（外韧型）。髓部宽广，散生 2～4 轮周韧型的髓部维管束，且排列不规则（见图 15-8）。

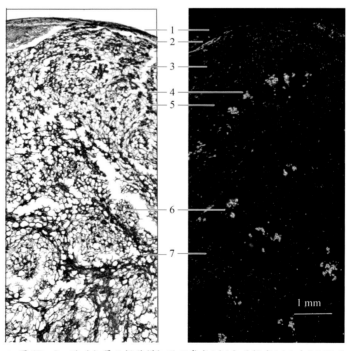

▲ 图 15-8　狭叶红景天根茎横切面正常光（左）与偏振光（右）对比（40×）
1.木栓层；2.皮层；3.韧皮部；4.木质部；5.木质部导管；6.髓维管束；7.髓部

2. 粉末显微特征

狭叶红景天粉末：粉末红棕色至棕褐色。木栓细胞棕褐色，表面观多角形或长方形。淀粉粒众多，显微镜视野下随处可见淀粉粒，大多聚集成团。螺纹导管多见（见图15-9）。

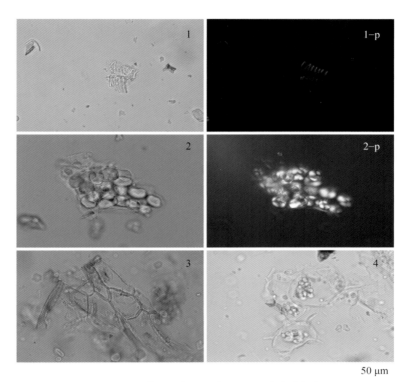

50 μm

▲ 图15-9　狭叶红景天粉末显微特征(X-p代表偏振光)(400×)

1.螺纹导管；2.淀粉粒；3.木栓细胞；4.薄壁细胞中含淀粉粒

质量控制

红景天（大花红景天）　《中国药典》(2020年版)规定：本品水分不得超过12.0％，总灰分不得超过8.0％，酸不溶灰分不得超过2.0％，浸出物不得少于22.0％。本品按干燥品计算，含红景天苷($C_{14}H_{20}O_7$)不得少于0.50％。饮片浸出物不得少于25.0％，性状同药材。

道地特征

以根粗壮、肉质、红棕色或褐色、有浓郁特殊香气、味微苦涩者为佳。

混淆品与伪品

短柄红景天　本品为景天科植物德钦红景天（短柄红景天）*Rhodiola brevipetiolata*

（Fröd.）S. H. Fu 的干燥根及根茎。

鉴别特征：表面棕褐色，根皮易成鳞片状剥落，靠近根茎表面可见残留的茎痕；切面浅棕色或棕褐色，皮部窄，形成层环较明显，木部有放射状纹理；无香气，味涩。

炮制

除去须根、杂质、切片、干燥。

性味与归经

甘、苦，平。归肺、心经。

功能与主治

藏医：活血，清肺，止咳解热止痛。用于高山反应、恶心、呕吐、嘴唇和手心等发紫、全身无力、胸闷、难于透气、身体虚弱等症。

中医：益气活血，通脉平喘。用于气虚血瘀，胸痹心痛，中风偏瘫，倦怠气喘。

贮藏

置通风干燥处，防潮，防蛀。

第十六章 甘 松

Gan song
NARDOSTACHYOS RADIX ET RHIZOMA

甘松属植物全世界有 3 种,中国有 2 种,其中在青海分布有 1 种。青林改〔2021〕865 号收录甘松 *Nardostachys jatamansi* DC.,是《中国药典》收录品种,在青海分布较广。甘松因产松潘古地而得名,本草记载甘松产地也包括了青海久治、班玛一带;除野生分布外,目前在青海多地已有甘松大面积种植。青海是甘松传统道地产区,青海产甘松储量大、气味浓、质量好,与川产、甘产同为道地药材。

道地来源

本品为败酱科植物甘松 *Nardostachys jatamansi* DC. 的干燥根及根茎。

道地历史

唐代《妙音本草》记载:"甘松叶片似绿松石般的翅膀,花朵红色似红缨,根子香气很浓烈。治疗喉蛾和疔疮,并且治疗诸虫病,内服外敷皆痊愈。治疗虫病似甘露,烧烟熏疗也有益。治疗瘟病亦吉祥。"《宇妥本草》记载:"甘松生在阴山草坡,叶糙状如三叉锄,花朵黄色茎弯曲,长短四指或五指,味苦功效清宿热"。元代《药名之海》记载:"甘松治疗肌肉肿。"清代《蓝琉璃》记载甘松主要治疗热症、扩散热证、赤巴病症、瘟疫时疫、肝、肺、痛风等。《晶珠本草》记载:"甘松治宿热毒热,并且能够消肿胀。"引《图鉴》云:"甘松芳香,生长在阴山草坡。叶状如绿松石盆,茎紫色,花红色,香气满沟……味辛,治疗疫热病,喉蛾疗疮和虫病。"现代《中国藏药植物资源考证》收载甘松和匙叶甘松。甘松分布于青藏高原地区的川西、川西北、青海南部。匙叶甘松分布于西藏、滇西北、川西。药用带根全草,微苦、凉、芳香、效轻。清热,解毒,理气止痛,消肿胀,治久热不退、头痛牙痛、浮肿、食物中毒。《中华本草·藏药卷》收载"帮贝"(甘松),来源为败酱科植物甘松的带根全草,生于阴山草坡,分布于西藏、青海、四川、云南、甘肃等地。清热解毒,祛寒消肿。主治瘟疫症、久热证。

唐代中医本草《本草拾遗》记载甘松"丛生,叶细"。之后的历代中医本草对甘松植物形态都有类似的描述。《本草求真》描述其"叶如茅,根紧密者佳",《图经本草》及《本草原始》称其"丛生山野，叶细如茅草，根极繁密"。《本草纲目》描述其"叶细，引蔓丛生"。这些描述与败酱科甘松属植物甘松 N. chinensis Batal. 的植物特征基本相符。《新编中药志》收载甘松为败酱科植物甘松和匙叶甘松的干燥根及根茎。现今商品甘松大都产于四川省阿坝藏族羌族自治州松潘、理县一带以及云南、青海省玉树藏族自治州。味甘，性温。理气止痛，开郁醒脾。用于脘腹胀痛、呕吐、食欲不振；外用治牙痛、脚肿。

《青海省志·高原生物志》记载："甘松、烈香杜鹃、千里香杜鹃、紫丁香等，既可入药，又可提取芳香油。"《青海中草药名录》收载甘松 Nardostachys chinensis Batal.，入药部位为根，接骨排脓、流感。镇痉，镇静，芳香开窍。收载匙叶甘松 N. jatamansi DC.，入药部位为根，用于慢性胃炎、消化不良、牙痛、脚痒疼肿。镇痉，镇静，芳香开窍。现《中国植物志》已将甘松、匙叶甘松合并为同一物种，拉丁名为 Nardostachys jatamansi。《藏医药选编》收载甘松，功效清热毒，消肿疡。主治陈旧热病，毒热证，外症肿疡。《青藏高原药物图鉴》收载"帮贝"，基原为败酱科植物甘松 N. chinensis Batal.，生于海拔 3 000 m 以上的草甸和灌丛等潮湿处。产于青海黄南、果洛等州。9～10 月挖根和根茎，就近以流水洗去泥污，除去叶及根之枯皮等，以纸遮蔽，晒干备用。性味苦寒。清热，祛寒，解毒，接骨，排脓。治流感、高烧、关节积黄水、食物中毒和狼毒中毒、久治不愈的热病及骨折，外用擦治皮肤生疹、突然红肿，亦可熏治昏厥。

上述描述与败酱科甘松属植物甘松的植物特征与功效记载基本相符。

基原

甘松　多年生草本。主根稍肉质，单一或分叉，具少数侧根。根状茎粗短，斜生，圆柱状，密被叶鞘纤维，具浓烈香气。叶丛生于根状茎端，长匙形、倒披针形至窄条状倒披针形，长短不齐，连柄长 5～15 cm，宽 5～20 mm，顶端钝尖，基部渐窄成柄，全缘，主脉平行三出。

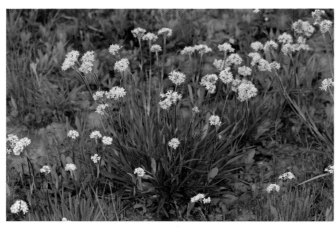

▲ 图 16-1　甘松植物

花序由根茎旁出，高 10～30 cm，具披针形或宽线形；苞叶 2～4 对，顶生聚伞花序密集成圆头状，花序下具卵形至披针形，总苞片 2～3 对，每花下有苞片 1，小苞片 2；花紫红色；花萼 5 齿裂，裂齿卵状披针形或卵状三角形，花冠管状钟形，基部微偏突，顶端不等 5 裂，裂片卵圆形；雄蕊 4，伸出；子房下位，花柱与雄蕊等长。瘦果倒卵形，长约 3 mm，扁平，顶端宿存花萼。种子 1 枚。花期 6～7 月，果期 8～9 月（见图 16-1）。

生境与分布

甘松分布于青海玉树、杂多、称多、久治、玛多、玛沁、达日、甘德、班玛、泽库、河南、同德、兴海、乌兰、天峻等地(见图16-2)。大通有少量种植。甘松资源系我国喜马拉雅山植物区系成分,在我国四川西北阿坝、甘孜;甘肃南部临夏、甘南;西藏、云南有分布,以青海久治县白玉乡、四川若尔盖县、甘肃玛曲县分布较为集中。甘松对生态环境要求较为苛刻,野生甘松密度不均,久治县白玉乡甘松花期较晚,常生长在阴山山坡、草原、小灌木丛等地;在河南县草原上甘松分布较多。甘松生在海拔2 828~4 800 m的区域内,其中3 400~3 800 m分布较多,并且长势好(金乾,2019)。

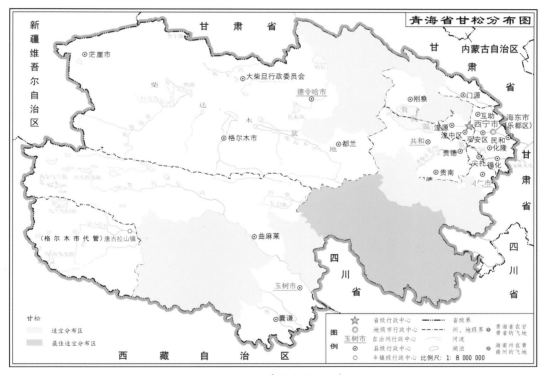

▲ 图16-2　青海省甘松分布

除青海外,甘松在我国四川阿坝藏族羌族自治州、甘孜藏族自治州、松潘、理县、南坪及绵阳一带,甘肃甘南、陇南地区、云南、西藏亦有分布。国外分布于尼泊尔、不丹及印度北部。

产地加工

甘松药材在第四年霜降后采收。采收前应清除杂草,然后按照播行开沟,仔细挑拣,以免漏拣,造成减产。拣收时尽量现场分级,若现场不便分级,则应当在采收后立即清洁泥土并分级。

甘松药材产品的干燥主要采用自然干燥法:将收获的根系清除泥土,按照根头直径2.0 cm 以上、1.5～2.0 cm、1.0～1.5 cm、1.0 cm 以下,分为 4 个等级分级。按照不同等级平铺在晾晒场。晾晒期间每隔 24 h 翻动一次。晾晒 10～15 日,经过水分检测合格后,收集到编织袋或纸箱内,放置在通风、干燥、避光的库房内。

▌ 商品规格

根据市场流通情况,按照是否进行规格划分将甘松药材商品分成"选货"和"统货";在"选货"项下根据甘松根直径大小与条长分为"一等"和"二等"。不同规格等级的甘松分类:

1. 国家规格

(1) 选货

一等:略呈圆锥形,多弯曲,根茎上端有茎、叶残基,呈狭长的膜质片状或纤维状。外层黑棕色,内层棕色或黄色。根单一或数条交结、分枝或并列。表面棕褐色,皱缩,有细根和须根。质松脆,易折断,断面粗糙,皮部深棕色,常呈裂片状,木部黄白色。味苦而辛,有清凉感。主根肥壮,直径≥0.7 cm,条长≥9.5 cm。特异气味浓郁。

二等:详见一等,与一等不一样的是:主根瘦弱,直径 0.3～0.7 cm,条长 5～9.5 cm。气味特异。

(2) 统货:详见选货一等,与选货一等不一样的是:主根直径 0.3～1.0 cm,条长 5～18 cm。气味特异。

2. 青海规格

(1) 本品分四等。采收时按根头直径大小净制、分等、晒干。直径 2.0 cm 以上为一等,直径 1.5～2.0 cm 为二等,直径 1.0～1.5 cm 为三等,直径 1.0 cm 以下,共计 4 个等级分级。按照不同等级平铺在晾晒场。晾晒期间每隔 24 h 翻动一次。晾晒 10～15 日,经过水分检测合格后,收集到编织袋或纸箱内,放置在通风、干燥、避光的库房内待加工包装贮藏。

(2) 统货:市场多以全草带根销售。

▌ 药材产销

甘松属于中藏交叉应用药材,由于具有极浓香气,也用作香料生产之中。商品收购于青海和西藏,价格每千克 20～45 元,青海省内用于藏药企业、藏医院制剂投料,大部分由市场供应全国销售使用。

青海省林业和草原局规定,甘松采购中应办理国家二级野生植物出售、收购行政许可,方可进行产销。

▌ 药材鉴别

(一) 性状鉴别

本品略呈圆锥形,多弯曲,长 5～8 cm。上粗下细。根茎上附有地下茎残基及多层的基生枯叶残基,长 1～2 cm;外层棕黑色,内层棕色至黄色;呈狭长膜质片状或纤维状。地上茎残基中空,显棕色,主根条柱形,单一,有的数股交结,并列或分枝,长 5～13 cm,少数达 20 cm,直径 0.3～1 cm;表面皱缩,呈棕褐色,常裂成片状;中心木质部灰棕色,老根下部为单一中柱,而上部有 2～4 个分体中柱,幼根和须根弯曲,表面皱缩,浅棕黄色。气芳香,味苦而辛,有清凉感。以条长、根粗、香气浓者为佳。饮片本品呈不规则的长段。根呈圆柱形,表面棕褐色。质松脆。切面皮部深棕色,常成裂片状,木部黄白色,气特异,味苦而辛(见图 16-3)。

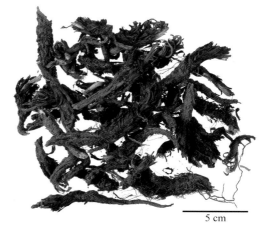

5 cm

▲ 图 16-3 甘松药材性状

(二) 显微鉴别

1. 横切面显微特征 外周有数个同心性的木栓组织形成环围绕,其内为韧皮部,中央为木质部。常有木栓环把它们分割成 2～5 束,每束由数个同心性的木栓环包围一部分韧皮部与木质部所成。在根的较老部分,这些束往往由于束间组织死亡裂开而互相脱离,成为单独的束,使根形成数个分支(见图 16-4)。

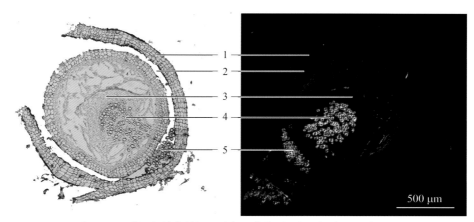

500 μm

▲ 图 16-4 甘松根单束横切面局部正常光(左)与偏振光(右)对比(50×)
1.木栓层;2.裂隙;3.韧皮部;4、5.木质部

2. 粉末显微特征 本品粉末暗棕色。石细胞类圆形或不规则多角形,偶见长条形,单个或成群,直径 33～64 μm,长可至 200 μm 或更长,壁甚厚,无色,胞腔狭小。梯纹导管或网纹导管,直径 7～40 μm,小型梯纹导管成束,其旁有时可见细长的木纤维。木栓细胞多为不规则多角形,壁暗棕色,较薄,内含黄色至棕黄色挥发油。基生叶残基碎片较多,细胞呈长方形或长多角形,淡黄色至棕色,直径 20～31 μm,长 50～90 μm,壁呈念珠状增厚。另一种碎片细胞呈长条形,长可达 200 μm,壁有时呈念珠状增厚(见图 16-5)。

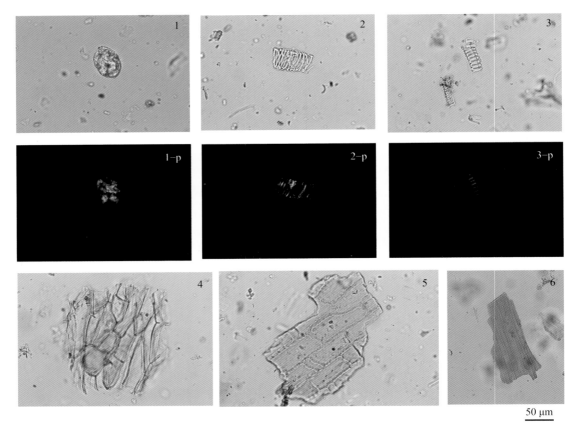

50 μm

▲ 图 16-5　甘松粉末显微特征(X-p代表偏振光)(400×)

1.石细胞；2.网纹导管；3.梯纹导管；4.木栓细胞；5.基生叶残基碎片；6.另一种基生叶残基碎片

质量控制

《中国药典》(2020年版)规定：本品水分不得超过12.0%,含量测定中挥发油不得少于2.0%。按干燥品计算含甘松新酮($C_{15}H_{22}O_3$)不得少于0.10%。本品饮片水分不得超过10.0%,含量测定中挥发油不得少于1.8%(mL/g)。

道地特征

以条粗壮、色紫黑、质较松、香气浓、干净者为佳。

炮制

除去杂质和泥沙,洗净,切长段,干燥。

性味与归经

辛、甘，温。归脾、胃经。

功能与主治

理气止痛，开郁醒脾；外用祛湿消肿。用于脘腹胀满、食欲不振，呕吐；外用治牙痛，脚气肿毒。

贮藏

置通风干燥处，防霉，防虫。

附注

《中国药典》甘松拉丁名和用药部位待商榷。《中国药典》1963 版收载甘松为败酱科植物甘松香 *N. chinesis* 干燥根茎及根。《中国药典》1977 版至 2000 版载甘松为败将科植物甘松 *N. chinesis* 和匙叶甘松 *N. jatamansi* 两个品种，《卫生部药品标准》2011 版、《卫生部药品标准》藏药第一册 1995 年版同样收载了甘松与叶匙甘松。《中国药典》2015 版收载甘松 *N. jatamansi*，拉丁名是匙叶甘松的种。甘松、匙叶甘松、大花甘松存在很多过渡类型，进化复杂，但本草记载基原多为甘松 *N. chinesis* 和匙叶甘松 *N. jatamansi*，况且主产区主流商品也是以甘松 *N. chinesis* 为主并有匙叶甘松 *N. jatamansi* 的资源状况。所以甘松和匙叶甘松为正品，曾在《中国药典》中收载，2020 年版仅收载了甘松 *N. jatamansi*，未记载 *N. chinesis*。建议《中国药典》考订甘松拉丁名，恢复甘松 *N. chinesis* 基原。

古代中医文献甘松功效多记载为理气止痛、开郁醒脾、祛湿消肿，与现代本草考证较为一致，古今文献均认为甘松性辛甘温，芳香无毒、入足太阴脾经、足阳明胃经，具有温中散寒、温通经脉、芳香醒脾、行气活血的作用，主治恶气、心腹痛满、黑皮、风疳、齿痛、野鸡痔、转筋脚气浮肿等。现代药理学角度分析，具有镇静、抗抑郁抗心律失常、平滑肌解痉挛、消炎、降血糖血压等作用。由此可见，在古籍记载的基础上，结合现代药理研究，对甘松有更加全面的认识，有利于甘松应用的拓展。

甘松应用历史悠久，疗效确切，中医藏医临床广泛应用，近几年又开发出了治疗心血管方面的新药，甘松用量急剧增长，人为大肆采挖造成资源遭到破坏。《中国药典》规定甘松入药部位是根及根茎，但产区收购绝大多数是全草商品，其他提取精油、制香料大多数也用全草。实验研究证明，甘松地上与地下部分含有较为一致的化学成分，以全草入药从化学物质基础上成为可能。从提高资源利用率，尽得其用，保护野生资源，开发甘松全草入药，是今后甘松可持续利用的研究方向。

第十七章 当归

Dang gui ANGELICAE SINENSIS RADIX

当归属植物全世界约有 90 种,中国约有 36 种 7 变种 2 变型,其中在青海分布有 2 种。青林改〔2021〕865 号收录当归 Angelica sinensis (Oliv.) Diels,是药典品种。青海东部农业区栽培当归已有 50 多年历史,目前种植面积约 6.7 万亩,青海当归适宜区面积广,气候与海拔适中,规模化种植技术不断升级,已成为继甘肃岷县之后当归的主要产区,成为全国当归药材道地产区之一。

道地来源

本品为伞形科植物当归 Angelica sinensis (Oliv.) Diels 的干燥根。

道地历史

当归之名源于《尔雅》,曰:"山蕲,当归。"《神农本草经》将其列为中品。《吴普本草》记载:当归生羌胡地(今青海一带)。《名医别录》记载:"味辛,大温,无毒。主温中,止痛,除客血内塞,中风痉,汗不出,湿痹,中恶,客气虚冷,补五藏,生肌肉。生陇西川谷(今青海、甘肃一带)。"《新修本草》首次记载当归的植物形态,曰:"当归苗,有二种于内:一种似大叶芎藭,一种似细叶芎藭,唯茎叶卑下于芎藭也。今出当州、宕州、翼州、松州,宕州最胜。细叶者名蚕头当归。大叶者名马尾当归。今用多是马尾当归,蚕头者不如此,不复用。陶称历阳者,是蚕头当归也。"其中形态似大叶川芎的为"马尾当归",品质较好,应为正品当归 A. sinensis。李时珍《本草纲目》曰:"当归调血,为女人要药。"陈承《本草别说》曰:"当归治妊妇产后恶血上冲,仓卒取效,气血昏乱者服之即定,能使气血各有所归,恐圣人立当归之名必因此出矣。"《本草原始》记载:"马尾当归:头圆尾多,色紫,气香肥润者,名马尾当归,最胜他处当归。蚕头当归:头大尾粗,色白坚枯者,为蚕头当归,止宜入发散药尔。"其中"马尾当归"其产地、药材性状均与今当归 A. sinensis 相符。《雷公炮制药性解》记载:"当归,味甘、辛,性温,无毒,入心、肝、肺三经。头,止血而上行。身,养血而中守。梢,破血而下流。全,活血而不走。气血昏乱,服之而定,各归所当,故名。"记述了当归身、当归梢、全当归的单个功效,对后人临床用药指导意义重大。《本草备要》载:"当归补血,润燥,滑肠。甘温和血,辛温散内寒,苦温助心,散寒,入心、肝、脾,为血中之气药。治虚劳寒热,咳逆上气,温疟痢,头痛腰痛,心腹诸痛,风痉无汗,痿痹癥瘕,痈疽疮疡,冲脉为病,气逆里急。带脉为病,腹痛腰溶溶如坐水中,及妇人诸不足,一切血证,阴虚而阳无所附者,润肠胃,泽皮肤,养血生肌,排脓止痛。然滑大肠,泻者忌用。使气血各有所归,故名。"叙述了当归为血中气药,有治疗虚症的作用。民国时期《中国药物标本图影》所附当归药材图为今药典当归 A. sinensis。《中药大辞典》记载:"归补血活血,调经止痛,润燥滑肠,主治活血虚诸证,月经不调,经闭、痛经、癥瘕结聚,崩漏,虚寒腹痛,痿痹,肌肤麻木,肠燥便难,赤痢后重,痈疽疮疡,跌打损伤。"《中国药材产地生态适宜性区划》记载:当归 A. sinensis,分布于甘肃、云南、四川、湖北、青海、陕西、宁夏、贵州、山西等地区,栽培于土质疏松、肥沃的砂质壤土,在青海主要分布于囊谦、玉树、共和、兴海、久治。青海产当归生态相似度 95%～100%,当归在青海主要分布区域面积为 115 655 km²。《当归生产加工适宜技术》记载:"我国当归资源主要分布在甘肃、青海、云南、四川、陕西、贵州及西藏等省区……青海省种植当归种源主要来自甘肃,分布于湟中县、民和县、乐都县、化隆、互助、大通、班玛、达日、久治、平安、同仁等县地区。"

《青海种子植物名录》记载:"中国当归 A. sinensis(Oliv.)Diels.,海东和尖扎、贵德等地有栽培。"《青海药材》记载:当归,伞形科多年生草本,自生于山野,或培植。根分枝,有多数细根……全草有特异之香气,根供药用。分为家种与野生两种,均以身干、肥大、外皮灰褐色和赤褐色、内部黄白色、香气完全者佳。味甘、辛、苦,有特异芳香性。苦、温,为镇静调经药,对贫血、行血不畅有效;又为温性强壮药,治妇人子宫病,可促进血液循环,使身体温暖,对妇女月经困难有特效。产于兴海、同德、果洛等地,四川北部、甘肃南部、陕西西部亦产,以甘肃岷县西南部产量较多,质量最佳。

综上可知,全国多以甘肃岷县、四川产当归为道地品种,青海东部和东南部、甘肃南部、四川西北部是当归 A. sinensis. 交叉分布的重要区域。当归为妇产科要药。如今青海已成为全国当归第二大产地,其品种、疗效均与本草一致,为正品。

基原

当归　多年生草本,高 0.4～1 m。茎直立,带紫色,有明显的纵直槽纹,无毛。叶为 2～3 回奇数羽状复叶,叶柄长 3～11 cm,叶鞘膨大;叶片卵形,小叶 3 对,近叶柄的一对小叶柄长 5～15 mm,近顶端的一对无柄,呈 1～2 回分裂,裂片边缘有缺刻。复伞形花序,顶生,伞梗 10～14 枚,长短不等,基部有 2 枚线形总苞片或缺;小总苞片 2～4 枚,线形;每一小伞形花序有花 12～36 朵,小伞梗长 3～15 mm,密被细柔毛;萼齿 5,细卵形,花瓣 5,白色,长卵形,先端狭尖略向内折;雄蕊 5,花丝向内弯;子房下位,花柱短,花柱基部圆锥形。双悬果椭圆形,长 4～6 mm,宽3～4 mm,成熟后易从合生面分开;分果有果棱 5 条,背棱线形隆起,侧棱发展成宽而薄的翅,翅边缘淡紫色,背部扁平,每棱槽有一个油管,接合面 2 个油管。花期 7 月,果期 8～9 月(见图 17-1)。

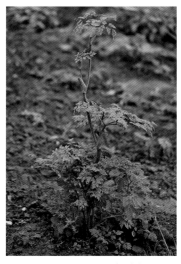

▲ 图 17-1　当归植物

生境与分布

当归在青海西宁地区,大通、湟中、湟源,海东农业各县,海南、贵德、同德、兴海、黄南、尖扎,海北、祁连、门源、海西州天峻有大面积栽培(见图17-2)。当归喜气候凉爽湿润环境,对低温和日照具有较强的耐性,生长于青海海拔2400~3000 m的高原凉爽地带,西宁、大通及海东各县为最佳产区。

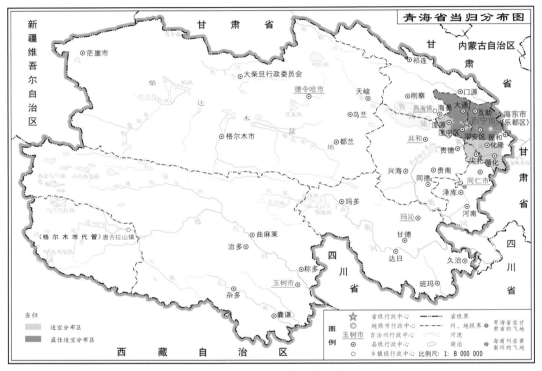

▲ 图17-2 青海省当归分布

产地加工

当归生长达3年后可人工采收,一般在10月中旬开始采收,如果种植在较高海拔地区,采收要提前至10月上旬,此时茎叶开始变黄、萎蔫,甚至枯死,最适宜采收,在土壤冻结前一定要采挖完毕,留种子的除外。采收后,及时将残膜清理,以免污染土壤。采收后当归放在净洁场地自然晒干,禁用硫喷熏干,从源头确保质量(见图17-3)。

商品规格

根据当归根和根茎加工后的部位,将当归药材分为"全归""归头""归尾"三个规格,在规

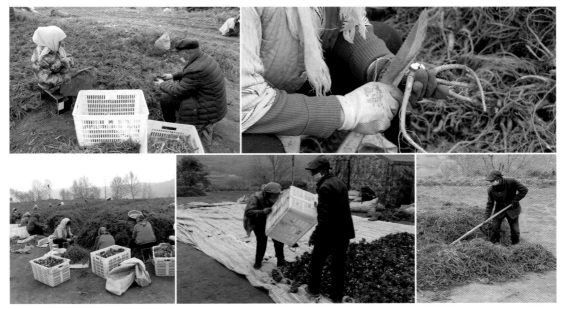

▲ 图 17-3 当归采收加工

格项下,"全归"分为一、二、三、四、五等及统货 6 个等级,"归头"分为一、二、三、四等及统货 5 个等级,"归尾"分为一、二等及统货 3 个等级。

不同规格等级的当归性状特点如下。

1. 全归 见图 17-4。

一等:上部主根圆柱形,或具数个明显突出的根茎痕,下部有多条支根,直径 0.3~1 cm。表面棕黄色或黄褐色,具纵皱纹,皮孔样突起,不明显或无;质地柔韧,断面黄白色或淡黄棕色,木部色较淡具油性,皮部有多数棕色点状分泌腔,形成层环黄棕色。有浓郁的香气,味甘、辛微苦。每千克支数≤15,单支重≥60 g;根头上端圆钝或有明显突出的根茎痕。

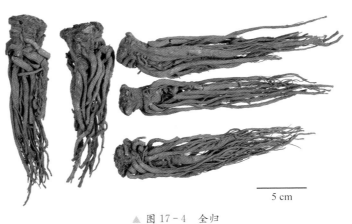

5 cm

▲ 图 17-4 全归

二等:详见一等。与一等不一样的是:每千克支数 15~40,单支重 25~60 g;根头上端圆钝或有明显突出的根茎痕。

三等:详见一等。与一等不一样的是:每千克支数 40~70,单支重 15~25 g;根头上端圆钝或有明显突出的根茎痕。

四等:详见一等。与一等不一样的是:每千克支数 70~110,单支重 10~15 g;根头上端圆钝或有明显突出的根茎痕。

五等：详见一等。与一等不一样的是：每千克支数＞110，单支重＜10 g；根茎痕有或无；主根或有部分支根，但主根数量占30％以上，腿渣占70％以下。

统货：详见一等。与一等不一样的是：每千克支数 10～120，单支重 5～70 g；根头上端圆钝或有明显突出的根茎痕。

2. 归头　见图 17-5。

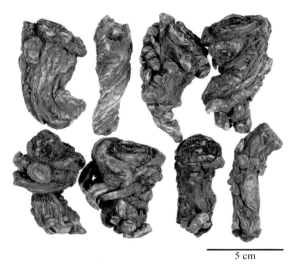

▲ 图 17-5　归头

一等：纯主根，长圆柱形或拳状表面棕黄色或黄褐色，或撞去粗皮，微露白色至全白色。皮孔样突起不明显或无；根头上端圆钝或有明显突出的根茎痕；质地稍硬，断面黄白色或淡黄棕色，木部色较淡，具油性，皮部有多数棕色点状分泌腔，形成层环黄棕色，有浓郁的香气，味甘、辛、微苦。每千克支数≤20，单支重≥50 g。

二等：详见一等。与一等不一样的是：每千克支数 20～40，单支重 25～50 g。

三等：详见一等。与一等不一样的是：每千克支数 40～80，单支重 15～25 g。

四等：详见一等。与一等不一样的是：每千克支数＞80，单支重＜15 g。

统货：详见一等。与一等不一样的是：每千克支数 10～90，单支重 10～60 g。

3. 归尾　见图 17-6。

一等：纯支根。长圆柱形，上粗下细，表面棕黄色或黄褐色皮孔样突起，不明显或无；质地稍硬脆，断面黄白色或淡黄棕色，木部色较淡，具油性，皮部有多数棕色点状分泌腔，形成层环黄棕色。有浓郁的香气，味甘、辛微苦。纯支根，直径大于 0.7 cm。

二等：详见一等。与一等不一样的是：纯支根，直径大于 0.3 cm，小于 0.7 cm。

统货：详见一等。与一等不一样的是：纯支根，直径大于 0.3 cm。

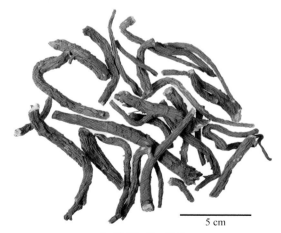

▲ 图 17-6　归尾

药材产销

20 世纪 70 年代，青海开始种植当归，销售一直呈增长局势，自产自销。90 年代海东地区大量栽培，价格变化反弹不定，农户收入不稳定，但总体有收入。2012 年后，由于青海当归品质好，又高产，农户较重视当归种植。每年的当归大部分由甘肃岷县商户地头收购，一部分销往四川、陕西、安徽等地。

药材鉴别

（一）性状鉴别

1. **药材** 本品略呈圆柱形，下部有支根 3～5 条或更多，长 15～25 cm。表面浅棕色至棕褐色，具纵皱纹和横长皮孔样突起。根头（归头）直径 1.5～4 cm，具环纹，上端圆钝，或具数个明显突出的根茎痕，有紫色或黄绿色的茎和叶鞘的残基；主根（归身）表面凹凸不平；支根（归尾）直径 0.3～1 cm，上粗下细，多扭曲，有少数须根痕。质柔韧，断面黄白色或淡黄棕色，皮部厚，有裂隙和多数棕色点状分泌腔，木部色较淡，形成层环黄棕色。有浓郁的香气，味甘、辛、微苦。柴性大，干枯无油或断面呈绿褐色者不可药用（见图 17-7）。

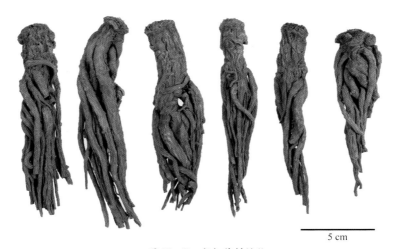

5 cm

▲ 图 17-7 当归药材性状

2. **饮片** 本品呈类圆形、椭圆形或不规则薄片。外表皮浅棕色至棕褐色。切面浅棕黄色或黄白色，平坦，有裂隙，中间有浅棕色的形成层环，并有多数棕色的油点，香气浓郁，味甘、辛、微苦。

（二）传统鉴别术语

"全归"：指当归全体，又名"原枝归"。
"归头"：指当归的根头部（短缩的根茎和根的上端），又名"葫首"。
"归身"：指当归的主根。
"归尾"：指当归的侧根（支根）和须根。
"马尾归"：指当归的主根粗短，下支根众多呈须毛状者，似马尾。
"油性"：指当归横切面显油润，手握柔软，常带棕黄色油点和芳香气味。

（三）显微鉴别

1. **横切面显微特征** 木栓层为数列细胞。栓内层窄，有少数油室。韧皮部宽广，多裂隙，油室和油管类圆形，直径 25～160 μm，外侧较大，向内渐小，周围分泌细胞 6～9 个。形成层成环。木质部射线宽 3～5 列细胞；导管单个散在或 2～3 个相聚，呈放射状排列；薄壁细胞含淀粉粒（见图 17-8）。

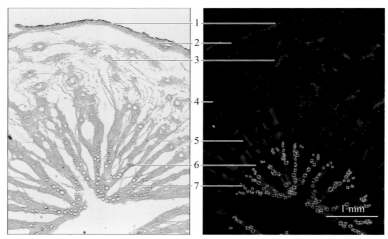

▲ 图 17-8　当归根横切面正常光（左）与偏振光（右）对比（40×）

1. 木栓层；2. 皮层；3. 韧皮部；4. 油室；5. 裂隙；6. 形成层；7. 导管

2. 粉末显微特征　粉末淡黄棕色。韧皮薄壁细胞纺锤形，壁略厚，表面有极微细的斜向交错纹理，有时可见菲薄的横隔。木栓细胞多角形或类长方形，无色或淡棕色。梯纹导管和网纹导管多见，直径约至 80 μm。有时可见油室碎片（见图 17-9）。

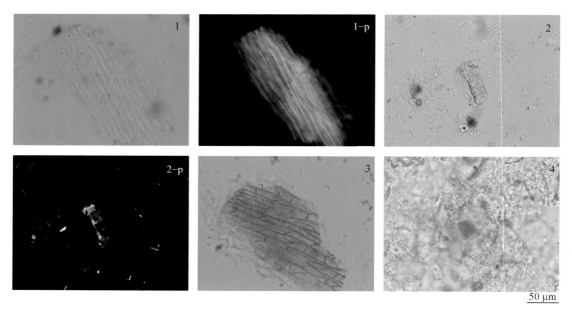

▲ 图 17-9　当归粉末显微特征（X-p 代表偏振光）（40×）

1. 薄壁细胞；2. 导管；3. 木栓细胞；4. 油室

质量控制

《中国药典》(2020 年版)规定:本品水分不得超过 15.0%,总灰分不得超过 7.0%,酸不溶性灰分不得超过 2.0%,重金属及有害元素中铅不得超过 5 mg/kg,镉不得超过 1 mg/kg,砷不得超过 2 mg/kg,汞不得超过 0.2 mg/kg,铜不得超过 20 mg/kg。浸出物不得少于 45.0%。挥发油不得少于 0.4%。本品按干燥品计算,含阿魏酸($C_{10}H_{10}O_4$)不得少于 0.050%。饮片水分不得超过 10.0%,浸出物不得少于 50.0%,其余同药材。

道地特征

以马尾当归为优,形状似马尾,头部圆尾多,断面黄白色,肥润,气香。

混淆品与伪品

1. 欧当归　本品为伞形科植物欧当归 *Levisticum officinale* Koch. 的干燥根。

鉴别特征:①药材:呈圆柱形,下部略有分枝或无,长短不一,长可达 20～30 cm,直径 0.7～2 cm。表面灰棕色或棕色,根头部及分支处具明显横环纹,有纵皱纹及横长疤痕状皮孔。顶端圆钝,中央有紫色或黄绿色的茎基及叶鞘残基,其四周有数个似芽状的叶鞘包裹物。质干枯,易折断。断面白色或微黄白色,棕色环(形成层)特别明显。气微,味辛辣而麻舌。②饮片:多数为横切片,个别为纵切片,直径 0.5～2.5 cm,厚 0.1～0.3 cm。表面灰棕色或灰黄色,有纵皱纹,切面皮部淡棕色,木部黄白色,质地疏松,干枯无油润感,上部具明显裂隙常有空洞,靠根头部的饮片切面散有多数棕色点状分泌腔。③横切片:加碘试液 1～2 滴,皮部立即显蓝色,木部可见蓝色放射状的纹理(正品当归横切片加碘试液皮部逐渐显出星星点点的蓝色)。

2. 大独活　本品为伞形科植物朝鲜当归 *Angelica gigas* Nakai 的干燥根。

鉴别特征:根头部短粗,长 2～5 cm,直径 2～3 cm;表面有横环纹,顶部有叶基痕,下面生有数个支根;支根长 5～15 cm,直径 0.5～1 cm;表面有纵皱纹及多数横向突起的皮孔状斑痕,并可见渗出棕褐色黏稠的树脂样物质;质脆,断面皮部灰白色,木部黄白色;气芳香,味微甜而后辛、苦。

3. 阿穆尔独活　本品为伞形科植物黑水当归 *Angelica amurensis* Schischk. 的干燥根。

鉴别特征:呈圆柱形,有数个支根,全长 12～20 cm,表面黑褐色;根头部具横环纹,顶端有叶基痕及芽痕,或已切齐;根头下面数条支根,长 5～15 cm,直径 0.5～2 cm;表面有突起的皮孔状斑痕及须根痕;断面有裂隙,皮部灰白色、黄白色或灰褐色,木质部黄白色;气香、味微甜而辛辣。

4. 土当归　本品为五加科植物西藏土当归 *Aralia tibetana* Hoo 的干燥根及根茎。

鉴别特征:略呈圆柱形,下部有支根 3～5 条或更多;长 15～25 cm,表面黄棕色至棕褐色,具纵皱纹及横长皮孔,主根表面凹凸不平;易折断,断面灰白色;气清香浓厚,味甘、辛、微苦。

5. 迷果芹　本品为伞形科植物迷果芹 *Sphallerocarpus gracilis*（Bess）K. -Pol. 的干燥根，又名"甜当归"。

鉴别特征：呈长圆锥形或圆柱形；长 5～12 cm，直径 0.4～0.8 cm；头部有时可见残留茎基和黑色环状叶基，表面淡黄色或黄褐色，具细密的纵皱纹，顶端具横向环纹；木部白色，髓部黄色，具多数放射状裂隙；体轻、质脆，断面乳白色；气微，味甘。

尚有下列混淆当归使用：

（1）当归藤：本品为紫金牛科植物当归藤 *Embelia parviflora* Wall. ex A. DC 的干燥根。

（2）紫花前胡：本品为伞形科植物紫花前胡 *Angelica decursiva*（Miquel）Franch. et Savatier 的干燥根。

（3）野当归：本品为伞形科植物野当归 *Ligusticum glaulescens* Fr. 的干燥根。

（4）东当归：本品为伞形科植物东当归 *Angelica acutiloba*（Sieb. et Zucc.）Kitagawa 的干燥根。

炮制

1. 生当归片　取原药材，除去杂质，洗净，稍润，切薄片，晒干或低温干燥。

2. 当归头片　取净当归，洗净，稍润，将当归头部切 4～6 片，晒干或低温干燥（见图 17-10）。

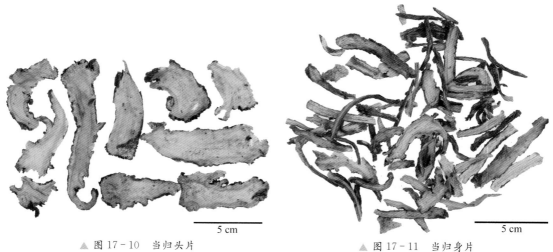

▲ 图 17-10　当归头片　　　　　　　　▲ 图 17-11　当归身片

3. 当归身片　取切去当归头、尾的当归，切薄片，晒干或低温干燥（见图 17-11）。

4. 当归尾片　取净当归尾，切薄片，晒干或低温干燥。

5. 酒当归　取当归片，用黄酒拌匀，闷透，置锅内，用文火加热，炒干，取出放凉。每 100 kg 归片，用黄酒 10 kg（见图 17-12）。

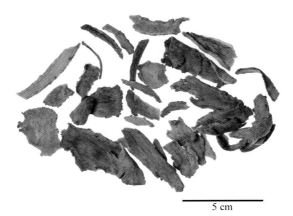

5 cm

▲ 图 17-12 酒当归

6. 土炒当归 取当归片，用伏龙肝细粉炒至表面挂土色，筛去土粉，取出放凉。每 100 kg 当归片，用伏龙肝细粉 20 kg。

7. 当归炭 取当归片置锅内用中火加热，炒至焦褐色，喷淋清水少许，灭尽火星取出，凉透。

性味与归经

甘、辛，温。归肝、心、脾经。

功能与主治

补血调经，活血止痛，润肠通便。用于血虚证，面色萎黄，眩晕心悸；血虚取有瘀滞的月经不调，经闭，痛经；虚寒性腹痛，跌打损伤，痈疽疮疡，风湿痹痛；血虚肠燥便等。酒当归活血通经。用于经闭痛经，风湿痹痛，跌扑损伤。

贮藏

置阴凉干燥处，防虫，防潮。

第十八章 水 母 雪 莲

Shui mu xue lian
SAUSSUREAE MEDUSA HERBA

　　风毛菊属植物全世界有约 415 种，中国有 289 种，其中在青海分布有 63 种 1 变种。青林改〔2021〕865 号收录水母雪莲 *Saussurea medusa* Maxim. ，是国家药品标准收载的品种，也是青藏高原特有药用植物。青海开发利用雪莲花已有约 50 年历史，近年来资源普查发现，除在青海东部部分地区外，水母雪莲在青海全省都有分布，面积占全国产区一半以上，产量大，品质优。水母雪莲是治疗妇科病和风湿病的良药，为青海道地藏药材之一。

道地来源

　　本品为菊科植物水母雪莲 *Saussurea medusa* Maxim. 的干燥全草。

道地历史

　　《度母本草》记载："所说水母雪莲花，生在雪山高石山，拉托嘎波是其名，也称ཤ་ཁྲ་སུག་པ།（夏果苏巴）药，根子叶茎皆较大，植株外表被绒毛，状似秃鹫落草滩，其味苦而其性凉；治疗疔疮似甘露，任何疔疮均能治。"《妙音本草》记载："红雪莲花治疗疮，内服疮药两皆可，按诀服用解诸毒，其他功效特殊胜。"《宇妥本草》记载："水母雪莲生石山，叶片较厚气味浓，内外如同盖蚕丝，长短四指或五指，根子状如红柳根，治疗头部伤和疮，消散肿块治疗疮。"《晶珠本草》引《药物图鉴》云："水母雪莲花生长在雪山雪线附近的碎石地带，是治疗皮肤炭疽的最有疗效的药物。茎中空，被绵状绒毛，形态状如绢毛菊，茎顶开花；花微紫红，状如秃鹰蹲在石岩上。味苦，性凉，功效治炭疽病，独味汤消肿，外敷肿胀速消。"现代《藏药志》记载"ཤ་ཁྲ་སུག་པ།"（恰羔素巴），基原确定为水母雪兔子（水母雪莲），产于西藏、青海、四川、云南、甘肃。苦、凉。清热解毒，祛风湿，通经络。主治炭疽病、中风、风湿关节炎、胞衣不下、高山反应等。《青海地道地产药材》收载雪莲花（夏羔素巴），基原为水母雪兔子（水母雪莲），全草入药。性湿，味甘，微苦。祛风湿、强筋骨、通经活络、促进子宫收缩。用于风湿性关节炎、闭经、阳痿、咳嗽等症。

　　《青海省志·特产志》记载："雪莲一般分布在雪线附近，生长在祁连山、西倾山、昆仑山、巴颜喀拉山、积石山、唐古拉山等各大山脉的顶部流砂或砾石带中,平均海拔3 800～5 000米。全省资源蕴藏量较丰富。全草入药,具有祛风湿、强筋骨的作用。对风湿性关节炎、引产和抗早孕有良好的作用。"

藏医用药材"恰羔素巴",基原为水母雪莲,主产青海,与上述本草记载形态、分布和功效相符。

基原

水母雪莲　多年生草本,高15～25 cm,全株密被白色或灰白色长绵毛,外形似绵球状。根细长,圆锥状,长10～15 cm,表皮黄褐色至黑褐色。茎直立,粗壮,不分枝,基部有残存的叶柄,褐色或黑褐色。叶螺旋状着生,叶片椭圆形,长3～5 cm,先端渐尖或条状披针形,基部渐狭延长成鞘状叶柄,边缘条裂或细齿状,两面均密被白色长绵毛,叶脉掌状,背面突起;茎上部叶片菱形或披针形,羽状浅裂,裂片线形;顶端叶片线形。头状花序集生于茎顶,多数,密集呈球状;总苞筒状,径约5 mm,总苞片多列,膜质线状长圆形,顶端渐尖呈尾状,近等长,内列长10～17 mm,先端急尖,黑紫色;花管状,蓝紫色,长10～12 mm,管部比檐部略长,檐部5裂;冠毛2列,外列粗毛状,长约3 mm,内列羽毛状,灰白色,长10～15 mm,长于花。瘦果线状披针形,长约9 mm,光滑;冠毛白色,内层羽毛状。花期7～8月,果期8～9月(见图18-1)。

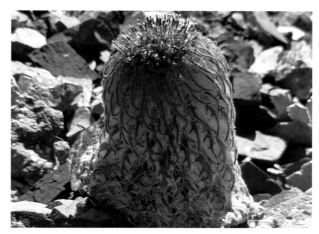

▲ 图18-1　水母雪莲植物

生境与分布

雪莲花药材来源植物分布于玉树、囊谦、称多、杂多、治多、曲麻莱、玛沁、班玛、玛多、久治、甘德、达日、同仁、泽库、河南、海晏、门源、天峻、格尔木、都兰、大柴旦、可可西里、同德、兴海、共和、化隆、循化、互助、大通、湟中、湟源等县域(见图18-2)。生于青海海拔3 700～5 200 m的高山流石滩、悬崖峭壁以及雪线附近的碎石间,青海玉树州地区为最佳适生区。目前已有此品种种子繁育和组织培养成熟育苗技术,进行人工栽培,拯救这一危生植物。雪莲是一种喜高寒、喜寒湿的药用植物。

除青海外,全国主要分布于甘肃、四川、云南、西藏、新疆。生于高山草地、山坡多石处、溪边石隙处、流石滩,海拔3 200～4 900 m。尼泊尔、印度,以及克什米尔地区也有分布。

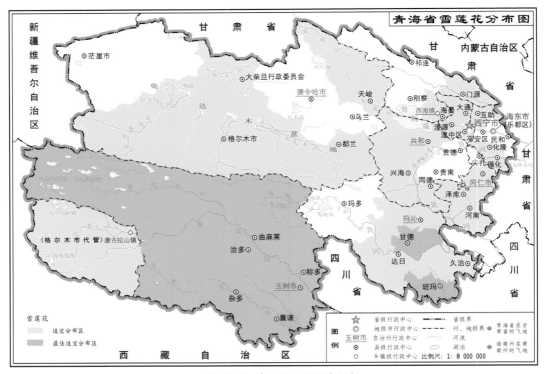

▲ 图 18-2　青海省水母雪莲分布

产地加工

每年 6～8 月，水母雪莲花含苞待放时，采收地上部分全草，置阴凉通风处晾干备用。

商品规格

统货。以花序完整，个大，花梗短者为佳。

药材产销

雪莲主要从海西州都兰、乌兰，海北州等地区收购集散在西宁，近几年市场价格为每千克 80～100 元，年产量约 3 吨，销售于安徽、河北等地。

药材鉴别

（一）性状鉴别

1. 药材　本品外形似绵球状、圆柱状或圆锥形，表面密被灰白色、深灰色或灰褐色棉毛。茎短而粗,基部有残存的黑色叶基,呈覆瓦状密集排列,膜质;茎中部至顶端的叶片密集,皱缩卷曲,密被白色或褐色绒毛。完整叶片卵圆形、匙形、倒披针形或狭倒卵形,边缘近全缘或齿状。头状花序集生茎顶,呈半圆球形;花冠紫色、白色或红紫色。稀见瘦果,具白色或黑褐色长冠毛,密集成毡状,形似灰白色绒球,直径4~8 mm;可见紫红色或紫黑色的花柱和柱头露于冠毛外,组成紫灰相间的斑点。气淡,味微苦、涩(见图18-3)。

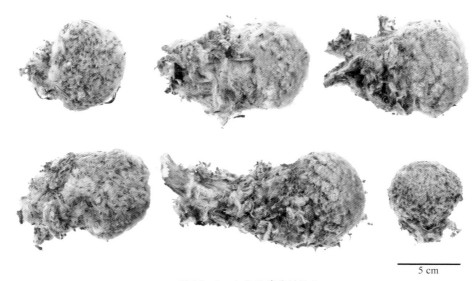

5 cm

▲ 图18-3　水母雪莲药材性状

2. 饮片　段长10 mm,有叶和花混杂,表面黑褐色,被白色长棉毛。气微,味微苦涩。

(二)显微鉴别

粉末灰褐色。单细胞非腺毛随处散在,多已碎断,直径14~23 μm,基部壁增厚;多细胞非腺毛少见,多已碎断,由2至20个以上的细胞组成,下部数个细胞短粗,类长方形,大小不等,有的缢缩,直径23~54 μm,壁薄弯曲。冠毛马尾状,长1 cm左右,由多细胞组成,单细胞分枝众多。花粉粒多见,球形,直径40~54 μm,表面多疣状突起,具3槽及3萌发孔。纤维成束,直径约15 μm,壁较厚;导管少见,梯纹导管、具缘纹孔导管可见,直径9~27 μm(见图18-4)。

道地特征

以花序完整、个大、花梗短者为佳。

炮制

取原药材,去净泥沙,切段或研细粉即可。

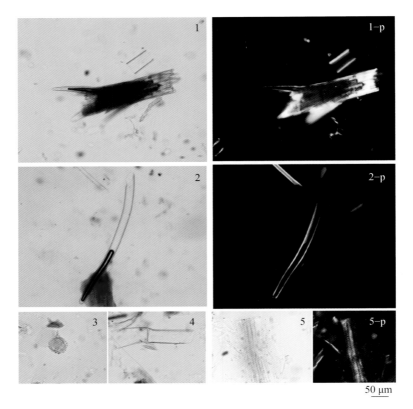

50 μm

▲ 图 18-4　水母雪莲显微特征(p代表偏振光)

1.冠毛;2.单细胞非腺毛;3.花粉粒;4.多细胞非腺毛;5.导管

性味

藏医:苦,寒。

中医:苦,温。

功能与主治

藏医:清热解毒,消肿止痛。用于头部创伤、炭疽、热性刺痛、妇科病、类风湿关节炎、中风;外敷消肿。

中医:清热解毒,祛风除湿,通经活络,壮阳,补血,强筋骨。用于风湿性关节炎,经闭,阳痿,血热病引起的头痛。

贮藏

置通风干燥处,防蛀。

第十九章 铁 棒 锤

Tie bang chui

ACONITI FLAVI ET PENDULI RADLX

乌头属植物全世界有约 400 种,中国有 211 种,其中在青海分布有 8 种 2 变种。青林改〔2021〕865 号收录伏毛铁棒锤 *Aconitum flavum* Hand.-Mazz.。此外,青海各地尚有铁棒锤 *Aconitum pendulum* Busch 的干燥根块及幼苗入药。青海地区所产铁棒锤药用成分含量高、种类丰富,药理功效强,是我国传统民族药材和民间中草药,也是青海道地藏药材。

道地药材

本品为毛茛科植物伏毛铁棒锤 *Aconitum flavum* Hand.-Mazz. 或铁棒锤 *Aconitum pendulum* Busch 的干燥块根。

道地历史

铁棒锤始载于 8 世纪《宇妥本草》,记为"旺巴囊布",生长高山草甸或地边田间,叶为深绿色,具有褐色的叶柄,蓝花如鸟头,块根味苦,能消除所有"年"病。《晶珠本草》记载"旺巴囊布",有正品和类同品之分,种类繁多,仅正品的异名就有 11 种,主要生长在川地。著名藏医药学家达布仁波切评价铁棒锤药材为:未加降药如毁国,不限剂量毁平民。《藏药晶镜本草》记载:味甘,性寒,消后凉,主要用于疼痛、关节炎、"年"病、白喉炭疽病。伏毛铁棒锤 *Aconitum flavum* Hand.-Mazz. "赞斗塞布",花为黄色。《中国藏药》收载毛茛科植物伏毛铁棒锤 *Aconitum flavum* Hand.-Mazz. 和铁棒锤 A. *pendulum* Busch,生于海拔 4 000~4 700 m 的高山草丛中,分布于青海、西藏、甘肃、四川西北部、云南等地区。以根入药。味苦、辛,有毒。用于疫疠、虫病、黄水、麻风、癫狂等症。《中国藏药资源特色物种图鉴》收载伏毛铁棒锤和铁棒锤,分布四川西北部、西藏北部、青海、甘肃、宁夏南部、内蒙古、陕西南部。块根祛寒止痛,祛风定惊,用于"隆"病、寒证、黄水病、麻风、癫狂等。幼苗清热,止痛,用于流行性感冒、疫伤、风湿、疮疖,有毒。叶和花消炎止痛,用于炎症,疼痛(头痛、牙痛等),有小毒。

《青藏高原药物图鉴》收载"门青",基原为铁棒锤和伏毛铁棒锤,生于青海海拔 4 000~6 000 m 的灌丛、草地。春季采幼苗,秋季挖块根。苦,寒,有大毒。清热、退烧、止痛、治流行性感冒、疮疖痈疽等。

《青海中草药名录》收载伏毛铁棒锤根,治风湿关节炎痛,疝气,胃腹寒痛;收载铁棒锤根,治感冒、发烧、疥癣、头痛、肚疼、皮肤病。

《青海高原本草概要》收载:伏毛铁棒锤 *Aconitum flavum* Hand.-Mazz.,分布于海东地区及黄南、海南、玉树、海北、果洛州。块根入药。苦、辛、温,有大毒。温中祛寒。除湿止痛。治风湿性关节炎、跌打损伤等症。藏医用于流行性感冒、疮疖。铁棒锤 *Aconitum pendulum* Busch,分布于青海省大部分地区。块根入药。苦、辛,温,有剧毒。温中祛寒,除湿止痛,散瘀止血,消肿拔毒。用于流行性感冒、风湿性关节痛、腰腿痛、痛经、跌打损伤、牙痛;外用治疮疖痈疽。

古今文献记载的铁棒锤、伏毛铁棒锤均主产青海,功效记载基本相符。

基原

1. 伏毛铁棒锤　多年生草本,块根胡萝卜形,长约 4.5 cm,粗约 8 mm,茎高 30~60 cm。茎直立,仅上部密被短柔毛。叶互生,茎下部叶果期枯落。茎生叶密集于中部以上,有短柄或近无柄,茎下部叶有稍长柄;叶片肾状五角形,3 深裂,裂片再 2~3 回羽状深裂,小裂片线形至披针状线形,边缘有短柔毛,两面近无毛。总状花序顶生,小花密集;花序轴和花梗密生反曲短柔毛,花梗长 1~5 mm,顶部有 2 线形小苞片;萼片暗紫蓝色,外面密被短柔毛;上萼片船形,自基部至喙长 1~1.5 cm,侧萼片斜宽倒卵形,下萼片狭椭圆形;花瓣无毛,距短,向后弯曲;花丝下部被疏柔毛;花药蓝黑色;心皮 5,密被开展的长柔毛。蓇葖果长圆形,长约 1.5 cm,无毛。种子倒卵状三棱形,长约 2.5 mm,表面光滑(见图 19-1)。

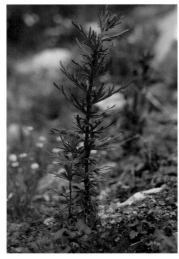
▲ 图 19-1　伏毛铁棒锤植物

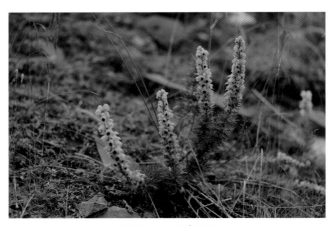
▲ 图 19-2　铁棒锤植物

2. 铁棒锤　似上种。根块倒圆锥形,茎较伏毛铁棒锤高约 20~30 cm。较上种花序狭长,轴和花梗密生伸展的黄色短柔毛;萼片紫色,带黄褐色或绿色,外被短柔毛或无,上萼片船状镰形(见图 19-2)。

生境与分布

铁棒锤药材来源植物生长于治多、玛多、杂多、曲麻莱、玉树、玛沁、久治、泽库、大通、湟中、乐都、民和、互助、祁连、门源、兴海、贵南等县域，分布于海拔 2600～4000 m 山坡草地、林缘、灌丛和河滩，水边砂砾地(见图 19‐3)。伴生植物有多刺绿绒蒿、垫状柳、甘青乌头、龙胆、风毛菊、黄花棘豆、蒲公英、重齿风毛菊、蒿草、金露梅，银露梅、高山毛莨等。久治、泽库、门源、互助、大通为适生集中分布区。

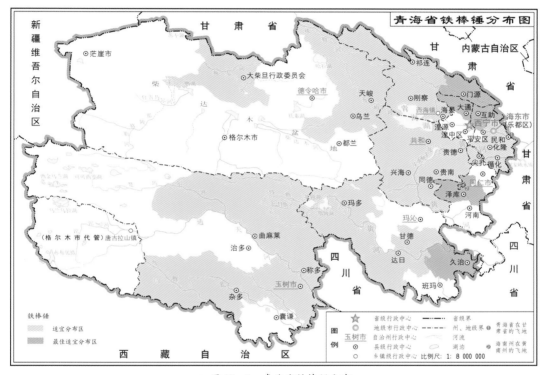

▲ 图 19‐3　青海省铁棒锤分布

除青海外，西藏北部、四川西部、甘肃、宁夏、陕西南部、河南西部亦有分布。

产地加工

一般人工栽培 4～5 年可进行收获，每年进入 10 月下旬至 11 月上旬，子根转为棕褐色或黑褐色时为采挖栽植的关键时期。采挖时，用铁锨挖出根部，用手将子根与母根分离，然后分级，将中部直径在 0.5 cm 以上的子根抖净泥土，除去须根，及时晾晒。作商品药材用；中部直径在 0.5 cm 以下的小子根做种苗。采挖后将母块根和子块根分开，按大小分等，晒干，不能淋雨，遇雨天热炕烤干，置通风处，晾开降温即可。幼苗在春夏季自采自用。

商品规格

统货。

药材产销

市场上铁棒锤有野生和种植两种商品，价格在每千克 25 元左右，年产量 2 000 kg，青海省内制药企业用量约 150 kg，大部分销往成都等地。铁棒锤幼苗多用野生，自采自用。

药材鉴别

（一）性状鉴别

1. **铁棒锤根**　伏毛铁棒锤块根成对，呈短圆柱形或圆锥形，长 2.5～7.5 cm，直径 0.5～1.5 cm；子根表面灰棕色，光滑或有浅纵皱纹及侧根痕。质脆，易折断，断面白色，粉性，有黑棕色环；母根表面棕色，有纵皱纹及侧根残基，折断面不平坦，中央有较多的裂隙。气微，味苦、麻（见图 19 - 4）。

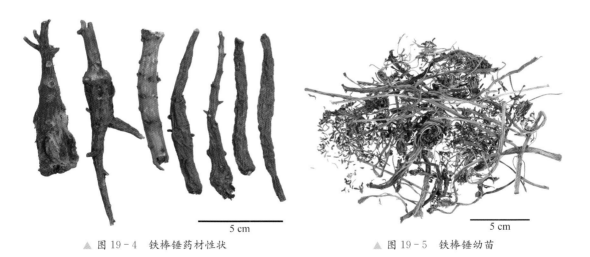

5 cm	5 cm
▲ 图 19 - 4　铁棒锤药材性状	▲ 图 19 - 5　铁棒锤幼苗

2. **铁棒锤幼苗**　本品为干燥地上部分，高约 10 cm，常卷缩成团，绿色。茎单一，中空，被紧贴白色柔毛。叶多破碎，完整者展开呈宽卵形，具短柄，三全裂，全裂片再 2～3 回细裂，裂片线形，边缘反卷，无毛。气微，味苦（见图 19 - 5）。

（二）显微鉴别

1. **横切面显微特征**
铁棒锤根横切面：后生皮层为棕色木栓化细胞，形状不规则。皮层狭窄，由 5～9 列切向延长的薄壁细胞组成。韧皮部宽广,约占横切面直径的三分之二,由薄壁细胞及筛管群组成,筛管群散在,直径30～60 μm,由10～20余个筛管及伴胞组成,近形成层处分布较密,向外渐稀。形成层环多角形,由2～3列长方形细胞组成。木质部导管束位于形成层角隅处及环的周边,角隅处导管排列略呈"U"字形,周边的导管则多呈单列。髓部薄壁细胞近角隅导管群处呈放射状排列。韧皮部及髓部薄壁细胞充满大量淀粉粒(见图19-6)。

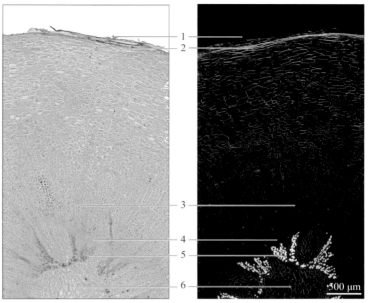

▲ 图19-6　铁棒锤根横切面正常光(左)与偏振光(右)对比(50×)

1.后生皮层;2.皮层;3.韧皮部;4.形成层;5.木质部;6.髓部

2. 粉末显微特征

铁棒锤根粉末:本品粉末灰白色。淀粉粒众多,单粒呈类球形、多角形或盔帽形,直径4～11 μm,脐点明显,呈点状、星状或裂隙状,复粒由2～5粒组成。导管主为网纹,稀梯纹。后生皮层细胞黄棕色,呈长方形、类圆形、不甚规则。皮层细胞扁平,无色或淡棕黄色。石细胞极少见,呈长方形,腔大,壁孔明显,密集(见图19-7)。

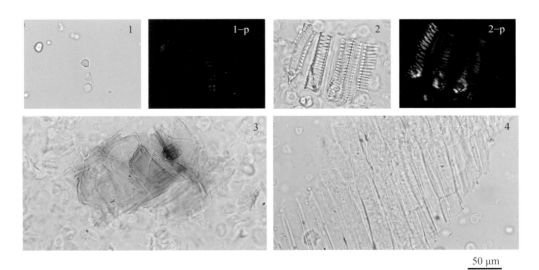

▲ 图19-7　铁棒锤粉末显微特征(X-p代表偏振光)(400×)

1.淀粉粒;2.导管;3.后生皮层细胞;4.皮层细胞

炮制

1. 铁棒锤根

炒制：取原药材，挑出杂质，置铁锅中用糌粑文火拌炒，至糌粑颜色发黄后，除去糌粑，取出放凉，即得。

清水制法：取原药材，挑出杂质，清水湿润 30 min，于 1.5 kg/cm^2 压力下炮制 150 min，取出，趁热切厚片，50 ℃烘干。

2. 铁棒锤幼苗　取原药材，除去杂质。

性味

铁棒锤根：热，苦、辛；有大毒。

铁棒锤幼苗：苦，凉；有毒。

功能与主治

铁棒锤根：祛寒止痛，祛风定惊。用于隆病、寒病、黄水病、麻风、癫狂等症。

铁棒锤幼苗：清热，止痛。用于流感、瘟疫、热毒、疮疗。

贮藏

置通风干燥处，防蛀。

第二十章 川 赤 芍

Chuan chi shao　　PAEONIAE VEITCHII RADIX

芍药属植物全世界有 35 种,中国有 11 种,其中在青海分布有 2 种 2 变种。青林改〔2021〕865 号收录川赤芍 *Paeonia veitchii* Lynch,为药典收载品种。川赤芍在青海东部农业区的收购与种植已有 40 多年历史,资源蕴藏量曾达到 100 万千克,每年收购量达 10 万千克以上,是青海中药重点普查品种和收购品种。近 10 余年以来,野生川赤芍分布范围不断缩小,种群密度不断降低,但川赤芍种植面积不断增长,目前种植面积约有 1 000 亩,年收购量逐渐恢复并保持逐年增长。川赤芍适宜在青藏高原东缘部生长,是青海省大宗道地药材。

道地来源

本品为毛茛科植物川赤芍 *Paeonia veitchii* Lynch 的干燥根。

道地历史

先秦时期《五十二病方》已有应用芍药治疗内科乌喙中毒、外科疽病的临床记载。《神农本草经》将芍药列为上品。

宋代《本草图经》记载:"芍药,生中岳川谷及丘陵,今处处有之,淮南者胜。春生红芽作丛,茎上三枝五叶,似牡丹而狭长,高一、二尺。夏开花,有红、白、紫数种,子似牡丹子而小。秋时采根,根亦有赤、白二色……金芍药色白,多脂肉,木芍药色紫瘦,多脉。"此时已认识到芍药根分赤、白二色。明代《滇南本草》最早将白芍与赤芍分开论述,曰:"白芍味酸,微甘,性微寒,主泻脾热,止腹痛,止水泄,收肝气逆痛,调养心肝脾经血,舒肝降气,止肝气痛。""赤芍味酸,微辛,性寒,泄脾火,降气行血,破瘀血,散血块,止腹痛,散血热,攻痈疽,治疗癜疮。"《本草蒙筌》记载芍药与赤芍,曰:"味苦、酸,气平、微寒。"有赤芍与白芍之分述,曰:"赤芍药色应南方,能泻能散,生用正宜;白芍药色应西方,能补能收,酒炒才妙……赤利小便去热,消痈肿破积坚,主火盛眼疼要药;白和血脉缓中,固腠理止泻痢,为血虚腹痛捷方。"《医学衷中参西录》记载:"芍药原有白、赤二种,以白者为良,故方书多用白芍。至于化瘀血,赤者较优,故治疮疡者多用之,为其能化毒热之瘀血不使溃脓也。白芍出于南方,杭州产者最佳,其色白而微红，其皮则红色又微重。为其色红白相兼，故调和气血之力独优。"《本草药品实地之观察》记载："赤芍为芍药 *Paeonia lactifora* Pall. 的野生干燥品；白芍为芍药 *Paeonia lactifora* Pall. 的栽培加工品。赤芍即为西北（甘肃、青海、川西）一带山中野生者。"《中国药典》中赤芍的来源去掉了草芍药 *Paeonia obovata* Maxim.，只保留了芍药 *Paeonia lactifora* Pall. 和川赤芍 *Paeonia veitchii* Lynch。1985—2020 年版《中国药典》中赤芍来源均相同。

本草中唐代以前白芍与赤芍不分，宋代以后分开论述，清末至今品种、功效、产地较为一致。古代产地为江苏、浙江和内蒙古，以根赤色味苦或色白粗肥者为佳。近代赤芍产地向西北迁移，自《本草药品实地之观察》记载并评价"西北一带"野生赤芍后，较多的权威著作都记述了甘肃、青海、四川、西藏、陕西产的赤芍和川赤芍品质较好，青海、四川成为川赤芍的道地产区。

《青海种子植物名录》收载：川赤芍 *Paeonia veitchii* Lynch，生于海拔 3700 m 的山坡、灌丛、林下，分布于果洛、黄南、海南、海北、海东。

《青海地道地产药材》记载："青海产赤芍为毛茛科植物川赤芍的根，系药典收载品种之一，又名臭牡丹根……全省野生资源量约 900 吨，年收购量达 105 吨，调出达 93 吨，为青海省大宗商品之一。"

综上所述，青海、四川产川赤芍特征与古代本草记载一致，同为正品。

基原

川赤芍　多年生草本，高 30～60 cm。根圆柱形，单一或分枝，长达 31 cm，直径 1～2 cm，外皮深褐色。茎粗壮，具棱。叶为二回三出复叶，长 7～20 cm；小叶羽状分裂，裂片窄披针形至披针形，宽 0.4～1.5 cm，顶端渐尖，全缘，表面深绿色，沿脉疏生短柔毛或无毛，背面淡绿色，无毛；叶片长 3～10 cm。花 1～2 朵，生于顶端及叶腋，直径 4～9 cm；苞片 2～3，分裂或不分裂；萼片宽卵形，长 1～1.5 cm，宽 1～1.3 cm；花瓣 6～9，倒卵形，长 2.2～4 cm，宽 1.5～2.5 cm，紫红色或粉红色；花丝长 5～10 mm，花药黄色；花盘肉质，包于心皮基部；心皮 2～3，密被黄色绒毛。蓇葖果长 1～2 cm，密被黄色绒毛。花期 6～7 月，果期 8～9 月（见图 20 - 1）。

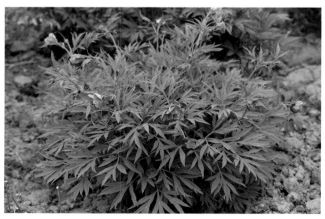

▲ 图 20 - 1　川赤芍植物

生境与分布

川赤芍生长于青海湟中、湟源、大通、互助、平安、乐都、民和、化隆、循化、都兰、格尔木、同仁、泽库、尖扎、祁连、门源，以及果洛州各县，青海当地群众称为臭牡丹，海东部分地区有栽培(见图20-2)。川赤芍植株较矮小，有较强抗寒和抗旱能力，在全光或侧方遮阴条件下生长良好，花开繁茂，在过于荫蔽地方成花率有所下降。在分布区零星分布，西宁地区、海东地区、尖扎、门源为最佳适生区。

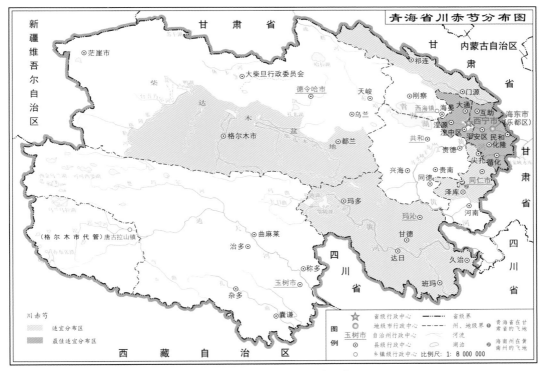

▲ 图20-2 青海省川赤芍分布

野生川赤芍主要分布在海拔2 500~3 600 m的林下、林缘地带及带有灌木丛的阴面田埂旁、阴坡草丛，主要是灌木和矮小乔木及草本植物组成的群落，作为伴生种出现在以金露梅、银露梅、山生柳、小檗、青海杜鹃为建群种的高山灌丛，或出现在青海云杉或桦树为建群种的林缘。混生的草本植物有高乌头、沙棘、东方草莓、蕨麻、大戟、芨芨草等，川赤芍在群落中的盖度为2%~3%，在分布区域内是零星分布。

除青海外，川赤芍分布在甘肃中部和南部、宁夏南部(六盘山)、陕西南部(秦岭)、山西北部(五台山)、四川西部、西藏东部及云南，生于海拔1 800~3 900 m的山坡林下草丛中及路旁。

产地加工

人工栽培的川赤芍3～4年生,这一时间段采收为宜,5年以上根系老化干枯,品质下降,收获季节以8月上旬至9月中旬为宜。选择晴天,割去茎叶,挖出全根,抖去泥土,除去根茎及须根,洗净,刮去粗皮,除留芽头做种外,地下粗根加工成药材(见图20-3)。

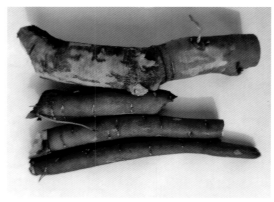

▲ 图 20-3 川赤芍加工

商品规格

根据市场流通情况,对川赤芍药材进行规格划分,根据中部直径和长度,各规格下分为"统货""一等"和"二等"三个等级。不同规格等级的原皮川赤芍性状特点:

统货:本品不分粗细长短,条匀,紫褐色,有纵沟及皱纹,断面粉红白色。

一等:本品呈圆柱形,稍弯曲,外表纵沟或皱纹,皮较粗糙,有须根痕和横长皮孔样突起。表面暗棕色或紫褐色,质硬面脆。断面粉白色或粉红色,中间有放射状纹理,有粉性,气微香。味微苦、酸涩,无空心。粉性足,两端粗细均匀,中部直径≥1.2 cm,长度≥16 cm。

二等:同一等性状。与一等区别是:粉性差,中部直径0.8～1.2 cm,长度<16 cm。

药材产销

商品多来源果洛州、黄南州、西宁周边各县、海东各县、门源等地,种植1 000亩左右,价格25～30元/kg,畅销于省内外,多在安徽、河北、陕西销售。

药材鉴别

(一) 性状鉴别

本品呈圆柱形或长圆锥形,稍弯曲长10～25 cm,直径0.5～3 cm。表皮棕色或棕褐色,有纵顺皱纹及横向皮孔。质坚实,断面显粉性、黄白色或带紫色,显射线纹理。气香,味微甜而后苦、涩。以支条粗壮,内碴黄白色者为佳。饮片:为类圆形薄片或斜片,直径0.5～3 cm,厚 0.3～0.5 cm。表面粉白色或粉红色,中心有放射状纹理,皮部窄,有的有裂隙。周边灰褐色。质硬而脆。味微苦(见图 20-4)。

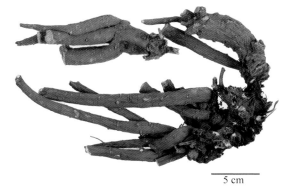

5 cm

▲ 图 20-4 川赤芍药材性状

(二)传统鉴别术语

"糟皮粉碴":指赤芍外皮薄,疏松易剥落;断面白色泛红,呈粉性。

"京涩川甜":是对赤芍和川赤芍的口感描述。赤芍(京)气微香,味微苦、酸涩,而川赤芍则香气浓,味先甜后回苦。

(三)显微鉴别

1. 横切显微特征 木栓层为数列棕色细胞。栓内层薄壁细胞切向延长。韧皮部较窄。形成层成环。木质部射线较宽,导管群放射状排列,导管旁有木纤维。薄壁细胞含草酸钙簇晶,并含淀粉粒(见图 20-5)。

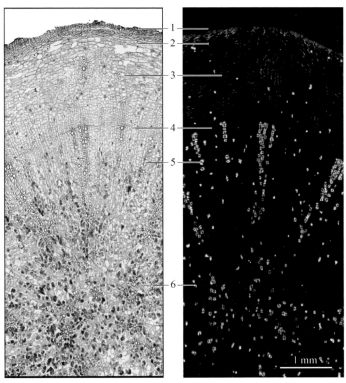

▲ 图 20-5 川赤芍根横切面正常光(左)与偏振光(右)对比(40×)

1.木栓层;2.皮层;3.韧皮部;4.形成层;5.簇晶;6.淀粉粒

2. **粉末显微特征** 粉末淡黄棕色。淀粉粒较多,单粒卵圆形、长圆形或类圆形,直径 2～15 μm,脐点及层纹均不明显。草酸钙簇晶直径 20～40 μm,存在于薄壁细胞中,常排列成行,或一个细胞中含数个簇晶。木栓组织碎片细胞呈多角形、长方形或不规则形,壁厚(见图 20-6)。

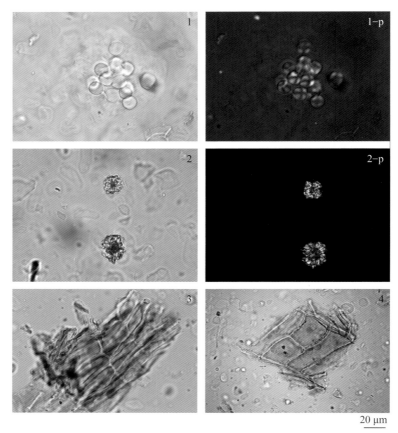

20 μm

▲ 图 20-6 川赤芍粉末显微特征(X-p 代表偏振光)(40×)

1. 淀粉粒;2. 簇晶;3～4. 木栓组织

质量控制

《中国药典》(2020 年版)规定:本品含芍药苷($C_{23}H_{28}O_{11}$)不得少于 1.8%。本品饮片含芍药苷($C_{23}H_{28}O_{11}$)不得少于 1.5%。

道地特征

以根条粗长、两端匀、不空心、质皮松宽、内色白、粉性足者为佳。

混淆品与伪品

1. 美丽芍药根　本品为毛茛科植物美丽芍药 *Paeonia mairei* Levl. 的根。

鉴别特征:呈极不规则形状,多瘤状突起和痉痕,略似狗头,亦称"狗头芍药"。

2. 窄叶芍药根　本品为毛茛科植物窄叶芍药 *Paeonia anomala* L. 的根。

鉴别特征:块根呈纺锤形或近球形,直径 1.2～3 cm。

3. 块根芍药　本品为毛茛科植物块根芍药 *Paeonia anomala* var. *intermedia* (C. A. Mey) O. et B. Fedtsh.(*Paeonia hybrida* Pall.)的块根。

鉴别特征:主根不发达,侧根纺锤形、块状,长 2～3 cm 中部直径 1～1.5 cm。表面棕褐色粗糙,有皱纹及纵沟。外皮易脱落,质硬而脆,切面浅黄色、浅棕黄色或浅紫色,菊花纹明显,有时具裂隙。味苦微酸。

炮制

1. 赤芍　取原药材,大小分档,洗净,浸泡,切厚片,干燥(见图 20-7)。

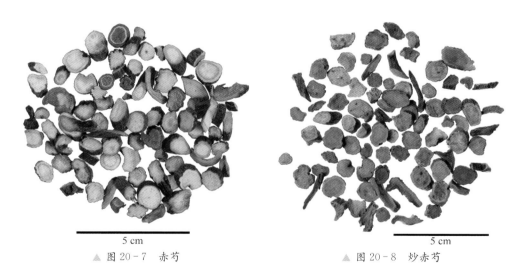

5 cm　　　　　5 cm

▲ 图 20-7　赤芍　　　▲ 图 20-8　炒赤芍

2. 酒赤芍　取净赤芍片,用酒润透,置炒制容器内,用文火炒至微黄色时取出(每 10 kg 赤芍,用酒 1.2 kg)。

3. 炒赤芍　取赤芍片,置炒制容器内,用文火炒至颜色加深,取出晾凉(见图 20-8)。

性味与归经

苦,微寒。归肝经。

功能与主治

清热凉血,散瘀止痛。用于热入营血,温毒发斑,吐血衄血,目赤肿痛,肝郁胁痛,经闭痛经,癥瘕腹痛,跌扑损伤,痈肿疮疡。

贮藏

置通风干燥处。

附注

《中国药典》中赤芍药材另一个来源为芍药 *Paeonia lactflora* Pall.,在青海东部常见栽培种植。多年生草本,高 60~80 cm。根粗壮,长圆柱形或略呈纺锤形,常分支,根皮棕褐色。

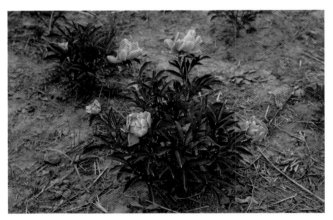

▲ 图 20-9 芍药(种植)植物

茎直立,圆柱形,上部略分枝,无毛。叶互生,茎下部叶为二回三出复叶;小叶窄卵形、披针形或椭圆形,顶端渐尖,基部楔形全缘,边缘密生骨质白色小乳突,下面沿脉疏生短柔毛;叶柄长 6~10 cm。花大而美丽,单花顶生或腋生;每花茎有花 2~5 朵,白色、粉红色或紫红色。花瓣多为重瓣,倒卵形;雄蕊多数,花药黄色;心皮 3~5,分离,蓇葖果 3~5 枚,卵形,先端钩状向外弯。花期 5~6 月,果期 6~8 月(见图 20-9)。

分布于海拔 2 500~3 000 m 的山区山坡,脑山丘陵,农田。芍药喜温暖湿润气候,喜阳光,能耐寒。宜选土层深厚、通风向阳、排水良好的肥沃壤土和沙质壤土种植。

杨昌林(2011)调查研究市场上大量存在以栽培芍药当赤芍药用的现象,川赤芍、野生芍药、栽培芍药已成为赤芍商品药材的三大主要来源,栽培芍药占比 35%。赤芍商品药材现状较之于传统已发生了改变。研究结果表明:野生芍药、栽培芍药主要化学成分相同,二者均具有"清热凉血,散瘀止痛"的功效,但其品质及安全性可能存在一定差异,但对其影响不大,栽培芍药作赤芍药用有其合理性。本研究为赤芍药材资源的拓展,野生药材的驯化提供了科学依据,为赤芍药材的保护、开发和利用提供了理论支持,对实现中药资源的可持续利用与发展提供了借鉴,具有示范意义。

第二十一章　西南手参

Xi nan shou shen

GYMNADENIAE RHIZOMA

手参属植物全世界有 16 种,中国有 5 种,其中在青海分布有 1 种。青林改〔2021〕865 号收录西南手参 *Gymnadenia orchidis* Lindl.。该种与植物手参、宽叶红门兰、凹舌兰为主流商品,盘龙参为代用品。手参药材多产于青藏高原,是高原稀有药材,生长缓慢,俗称"不老草""阴阳草",在青藏高原地区有悠久的"药食两用"历史,也是青海各地藏族聚居区藏医常用的名贵药材之一。

道地来源

本品为兰科植物西南手参 *Gymnadenia orchidis* Lindl. 的干燥块茎。

道地历史

《医学四续》收载" དབང་ལག"(旺拉)佛手参,功效是强身体、补精液。《度母本草》记载:"佛手参生于湿地,叶片状似一支箭,显现油润之光泽。旱生花朵蓝黄红,茎长柔韧而粗壮,湿生花朵为红色。根茎状如人手掌,五指称为人之手,六指称为金刚手,四指称为老妇手,三指二指功效低。其味甘而有油腻,延年益寿滋补药,称为都孜达亚干。"《宇妥本草》和《蓝琉璃》有类似记载。《药名之海》记载:"佛手参功效生津。"《晶珠本草》记载:"佛手参增力生精。根有五指者佳,指越少质越次。其根、叶同上述,草坡生的花为白色,沼泽地生的花为红色,气味如红檀。这种佛手参,去毒后有降温功效,炮制后有滋补功效。"《藏药志》记载"དབང་པོ་ལག་པ"(汪保拉巴),藏医用兰科植物入药,即手参、西南手参、短距手参、凹舌兰、红门兰、绶草、角盘兰等,均产于西藏、青海、四川西部、云南、甘肃等地。《中国藏药资源特色物种图鉴》收载"དབང་ལག"(旺拉),为手参、西南手参及同科多种植物的块茎入药,补肾益气,生津止渴,收敛止血,壮阳。

《青海省志·高原生物志》记载了手参和凹舌兰,产于门源县、玉树市和囊谦县等地。生于海拔 3 000～4 000 m 的林下或林缘草地。以块根入药。补肾益精,理气止痛;治病后体弱,神经衰弱,咳嗽,阳痿,久泻,白带,跌打损伤,瘀血肿痛。《青海常用中草药手册》记载:兰为多种兰科植物块根,原植物为凹舌兰 *Coeloglossum viride* (L.) Hartm,草甸红门兰 *Orchis latifolia* var. *angustata* Maxim. 和唐古特角盘兰 *Herminium tanguticum* Rolfe。《青海地道地产药材》记载手掌参藏药名"旺拉",具有强体益精作用。

《青海野生药用植物》记载了手掌参,基原为掌裂兰、凹舌兰,规范了掌裂兰、凹舌兰的植物学名。掌裂兰 *Dactylorhiza hatagirea* (D. Don) Soó,别名宽叶红门兰。药材名:手参、手掌参。功效:补肾养阴,健脾益胃。主治:阴虚痨热、烦躁口渴、不思饮食、月经不调、虚劳贫血、头晕、眼花。凹舌兰 *Coeloglossum viride* (L.) Hartm.,别名凹舌掌裂兰、绿花凹舌兰、台湾裂唇兰、旺拉(藏语音译)。药材名:手参、手掌参。功效:止咳平喘,益肾健脾,理气和血,止痛。主治:肺虚咳喘、虚劳消瘦、神经衰弱、久泻、失血、带下、乳少、慢性肝炎。《青海省藏药材标准》(2019 版)收载"ད་བང་ལག"(旺拉),基原为西南手参,补肾生精,用于遗精阳痿。

古今本草考证:

(1)手掌参是一类滋补壮阳、增生体力的藏药材总称。广义手掌参隶属兰科手参属、掌裂兰属、红门兰属、蜻蜓兰属、角盘兰属、玉凤花属。

(2)从本草记载与实际应用调查分析,手掌参主流是手参属、掌裂兰属植物,手参、西南手参、掌裂兰等为代表性植物。适宜分布于青海东部及东南部、西藏东部及东南部、四川西北部、甘南及云南西北部的地域。适应高原气候和土壤条件,青海、西藏东南部都是手掌参的较佳适生区。多在 2 800～4 100 m 的海拔处的山坡草地、灌丛、河滩草地、高山草甸中生长。

(3)手掌参品种虽多,但均具有味甘性平,具有安神增智、补血益气、补肾壮阳、理气止痛相同或相似功效。

基原

西南手参　植株高 17～35 cm。块茎卵状椭圆形,长 1～3 cm,肉质,下部掌状分裂,裂片细长。茎直立,较粗壮,圆柱形,基部具 2～3 枚筒状鞘,其上具 3～5 枚叶,上部具 1 至数枚苞片状小叶。叶片椭圆形或椭圆状长圆形,长 4～16 cm,宽 3～4.5 cm,先端钝或急尖,基部收狭成抱茎的鞘。总状花序具多数密生的花,长 4～14 cm;花苞片披针形,直立伸展,先端渐尖;子房纺锤形,顶部稍弧曲,连花梗长 7～8 mm;花紫红色或粉红色;中萼片直立,卵形,长 3～5 mm,宽 2～3.5 mm;侧萼片反折,斜卵形,较中萼片稍长和宽;花瓣直立,斜宽卵状三角形,与中萼片等长且较宽,较侧萼片稍狭,边缘具波状齿,先端钝,具 3 脉;唇瓣向前伸展,宽倒卵形,长 3～5 mm,前部 3 裂,中裂片较侧裂片稍大或等大,三角形,先端钝或稍尖;距细而长,狭圆筒形,下垂,长 7～10 mm,稍向前弯,向末端略增粗或稍渐狭;花粉团卵球形,具细长的柄和粘盘,粘盘披针形。花期 7～9 月(见图 21-1)。

生境与分布

西南手参在青海省主要分布于黄南州同仁市、河南县,果洛州班玛、久治、玛沁县,玉树

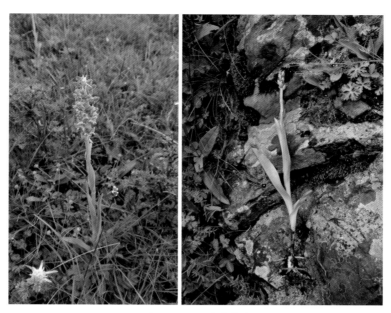

▲ 图 21-1 西南手参植物

州囊谦县、玉树市。生于海拔 3 200～4 300 m 山坡林下、沟谷灌丛、高山草甸半阴坡、河岸草甸。全国还分布于西藏、甘肃、四川西部、陕西等地区(见图 21-2)。

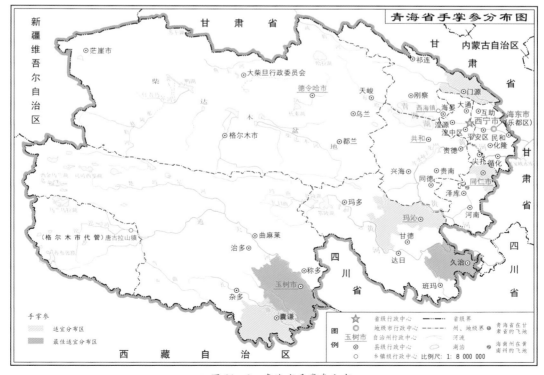

▲ 图 21-2 青海省手掌参分布

产地加工

在春季或秋季采挖,洗净,按块茎大小和指数分类,后用沸水烫后晒干。

商品规格

统货。

药材产销

手掌参在藏药中是名贵药材。多源于玉树、囊谦、兴海、久治、杂多等县(市),西宁为集散地。销往四川、安徽、西藏各地,有时也从这些地方返销回青海,价格每千克 350～600 元,青海年需量 900～1 100 kg。省藏医院和各州藏医院有自采自用情况。

青海省林业和草原局规定,手掌参采购中应办理国家二级野生植物出售、收购行政许可,方可进行产销。

药材鉴别

(一) 性状鉴别

本品呈手掌状,长 1～4.5 cm,直径 1～3 cm,表面浅黄色至褐色,有细皱纹,顶端有茎的残基痕,周围有点状痕。下部有 2～6 指状分枝,分枝长 0.3～2.5 cm,直径 2～8 mm。质坚硬,不易折断,断面黄白色,角质样。气微,味淡,嚼之发黏(见图 21－3)。

(二) 显微鉴别

1. 横切面显微特征 表皮细胞黄棕色,椭圆形,呈切向延长,常皱缩破碎。皮层细胞长椭圆形,比表皮细胞稍大。基本组织中薄壁细胞大小显著,大型黏液细胞中常含有草酸钙针晶束。维管束散生。内皮层细胞凯氏点明显(见图 21－4、图 21－5)。

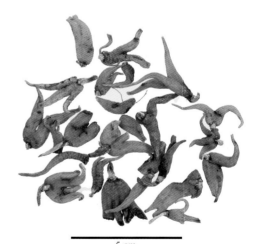

5 cm

▲ 图 21-3 西南手参药材

2. 粉末显微特征 草酸钙针晶易见,在薄壁细胞中成束存在,长 6～65 μm。淀粉粒散在或成团存在。导管可见梯纹、网纹和螺纹,直径 13～55 μm。薄壁细胞多,有的甚大(见图 21－6)。

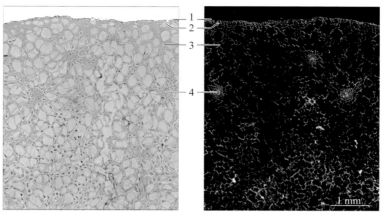

▲ 图 21-4　手掌参根横切面正常光(左)与偏振光(右)对比(50×)

1.表皮;2.皮层;3.基本组织;4.维管束

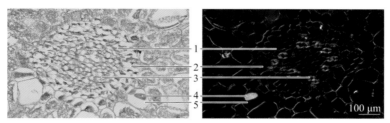

▲ 图 21-5　手掌参根横切面维管束正常光(左)与偏振光(右)对比(200×)

1.韧皮部;2.内皮层;3.木质部;4.草酸钙针晶;5.大型黏液细胞

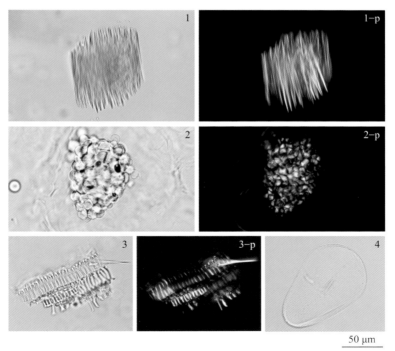

▲ 图 21-6　手掌参粉末显微特征(X-p代表偏振光)(400×)

1.草酸钙针晶束;2.淀粉粒;3.导管;4.薄壁细胞

质量控制

《青海省藏药材标准》(2019 版)规定:水分不得超过 13.0%,总灰分不得超过 5.0%,浸出物不得少于 20.0%。

道地特征

以完整、表面颜色浅黄白、质地坚实、断面角质半透明、嚼之黏性大为佳。

炮制

(1) 除去杂质,洗净,干燥,捣碎。
(2) 取手参 500 g,除净杂质,与牛奶或山羊奶 1000 mL 共煮,待牛奶蒸发或渗尽后取出晒干即得。

性味

中医:甘、平、温。
藏医:甘、平、温、润。

功能与主治

补肾益气,生津润肺。用于肺病、身体虚弱、肺虚咳喘、肉食中毒、遗精阳痿。

贮藏

至干燥通风处,防霉防蛀。亦可置干燥容器内,置阴凉干燥处,防蛀。

附注

青海分布的其他手掌参品种如下。

1. 掌裂兰　高 10～33 cm。块茎前部掌状裂,裂片细长。叶 3～6 枚,长圆形、披针形至线状披针形,长 7～15 cm,宽 1～3.5 cm,端渐尖或急尖,基部收狭成鞘、抱茎,疏生或集生。花葶直立,粗壮,总状花序具几朵至 20 余朵花,长 4.5～9 cm,通常密集;花苞片披针形,先端渐尖,最下部的常长于花,有时带紫色;花紫红色或粉红色;萼片端钝稍内弯,中萼片直立,长圆形,长约 9 mm,宽约 3.5 mm;侧萼片为斜的卵状长圆形,长约 10 mm,宽约 4.5 mm;花瓣直立,为斜的狭卵形,较中萼片稍短,近等宽,端钝内弯,与中萼片靠合成兜状;唇瓣前伸,卵圆形,长约 9 mm,宽约 10 mm,前部不裂或浅裂,中裂片近卵形,较侧裂片长但小得多,侧裂片端钝,边缘具波状齿;距圆锥状筒形,较子房稍短或稍长;蕊柱短,长约 4 mm;花药顶部尖;子房圆柱状,长 12～14 mm,扭转。花期 7～8 月。

分布于玉树、班玛、玛沁、同仁、泽库、河南、乌兰、天峻、共和、民和、海晏、祁连、门源(见图 21－7)。

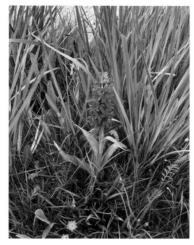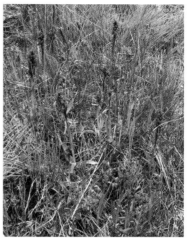

▲ 图 21－7　掌裂兰植物

2. 凹舌兰　高 10～40 cm。块茎从基部 2 裂,而每裂部分的下部又 2～3 裂,裂片细长。茎直立,中部至上部具 3～4 叶。叶椭圆形或椭圆状披针形,长 3～11 cm,宽 1.5～4 cm,端急尖或稍钝,基部收狭成鞘、抱茎。总状花序长 4～12 cm,具少数或多数花;花苞片线形或线状披针形,明显比花长;花绿色或黄绿色;萼片卵状椭圆形,先端钝,基部常合生,长 5～6 mm,中萼片宽 2.5～3 mm,侧萼片斜歪,长 4.5 mm,较中萼片稍宽;花瓣线状披针形,长 4～4.5 mm,宽不及 1 mm;唇瓣肉质,紫褐色,倒披针形,长 5～6 mm,前部宽约 2.5 mm,基部具囊状距,近基部中央有 1 条短褶片,顶部 3 浅裂,裂片三角形,侧裂片比中裂片大而长;距卵形,长 2～2.5 mm;子房纺锤形,长 7～9 mm,扭转,无毛。花期 6～7 月,果期 8～9 月。

分布于囊谦、称多、玉树、班玛、玛沁、同仁、兴海、共和、大通、湟中、循化、乐都、民和、互助、祁连、门源。生于山坡林下、灌丛、林缘或草地上,海拔 2 300～4 500 m(见图 7－8)。

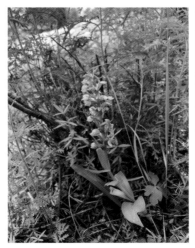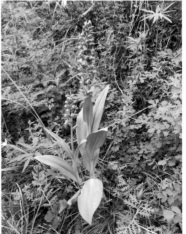

▲ 图 21－8　凹舌兰植物

参考文献

B

［1］班玛县地方志编著委员会.班玛县志［M］.西宁:青海人民出版社,2004.

［2］白若杂纳.妙音本草［M］.毛继祖,等译.西宁:青海人民出版社,2016.

C

［3］陈士林.中国药材产地生态适宜性区划［M］.北京:科学出版社,2011.

［4］陈修园.神农本草经读［M］.北京:人民卫生出版社,1959.

［5］陈嘉谟.本草蒙鉴［M］.陆拯,赵法新,校点.北京:中国中医药出版社,2013.

［6］陈仁山.药物出产辨［M］.广州:广东中医药专门学校,1930.

［7］陈藏器.本草拾遗［M］.尚志钧,校.合肥:安徽科学技术出版社,2002.

［8］陈存仁.中国药物标本图影［M］.上海:世界书局,1935.

［9］常明,杨芳灿.四川通志［M］.成都:巴蜀书社,1984.

D

［10］帝玛尔·丹增彭措.晶珠本草［M］.毛继祖,等译.上海:上海科学技术出版社,2012.

［11］都兰县县志编纂委员会.都兰县志［M］.西安:陕西人民出版社,2001.

［12］第司·桑吉嘉措.蓝琉璃［M］.毛继祖,卡洛,毛韶玲,译校.上海:上海科学技术出版社,2012.

G

［13］国家中医药管理局《中华本草》编辑部.中华本草·藏药卷［M］.上海:上海科学技术出版社,1999.

［14］苟新京.青海种子植物名录［M］.西宁:青海省新闻出版局,1990.

［15］郭栋,乔明琦.药性赋白话解［M］.北京:中国医药科技出版社,2020.

［16］顾观兴辑.神农本草经［M］.杨鹏举,校.北京:学苑出版社,2014.

［17］国家药典委员会.中华人民共和国药典:一部［M］.北京:人民卫生出版社,1953.

［18］国家药典委员会.中华人民共和国药典:一部［M］.北京:人民卫生出版社,1963.

［19］国家药典委员会.中华人民共和国药典:一部［M］.北京:人民卫生出版社,1985.

［20］国家药典委员会.中华人民共和国药典:一部［M］.北京:中国医药科技出版社,2005.

［21］国家药典委员会.中华人民共和国药典:一部［M］.北京:中国医药科技出版社,2020.

［22］郭鹏举.青海地道地产药材［M］.西安:陕西科学技术出版社,1996.

［23］郭本兆.青海经济植物志［M］.西宁:青海人民出版社,1987.

［24］国家中医药管理局中华本草编委会.中华本草［M］.上海:上海科学技术出版社,1999.

[25] 佚名.神农本草经[M].顾欢兴,辑.杨鹏举,校.北京:学苑出版社,2007.

[26] 嘎务.藏药晶镜本草(藏)[M].北京:民族出版社,2018.

[27] 噶玛·让穹多吉.药名之海[M].毛继祖,等译.西宁:青海人民出版社,2016.

H

[28] 黄璐琦,姚霞.新编中国药材学[M].北京:中国医药科技出版社,2020.

[29] 黄璐琦,詹志来,郭兰清.中药材商品规格等级标准汇编[M].北京:中国中医药出版社,2017.

[30] 海平,王水潮.柴达木枸杞[M].上海:上海科学技术出版社,2020.

[31] 黄林芳,段宝忠,丁平,等.藏茵陈生态适宜性分析与区划[J].安徽农业科学,2010,38(11):5614-5618.

[32] 黄璐琦,晋玲.当归生产加工适宜技术[M].北京:中国医药科技出版社,2018.

J

[33] 久治县志编著委员会.久治县志[M].西宁:青海人民出版社,2005.

[34] 金乾.藏药植物甘松的生药学研究[D].成都:西南民族大学,2019.

K

[35] 康帅,张继,林瑞超.冬虫夏草的性状和显微鉴定研究[J].药学学报,2013,48(3):428-434.

L

[36] 罗达尚.晶珠本草正本诠释[M].成都:四川科学技术出版社,2018.

[37] 李中立.本草原始[M].北京:人民卫生出版社,2007.

[38] 刘尚武.青海植物志[M].西宁:青海人民出版社,1999.

[39] 兰茂.滇南本草[M].于乃义,于兰馥,整理.昆明:云南科技出版社,2004.

[40] 雷敩.雷公炮炙论[M].施仲安,校.南京:江苏科学技术出版社,1985.

[41] 李时珍.本草纲目[M].王育杰,整理.北京:人民卫生出版社,1999.

[42] 兰州军区后勤部卫生部.陕甘宁青中草药选[M].兰州:兰州军区后勤部卫生部,1971.

[43] 卢有媛,张小波,杨燕梅,等.秦艽药材的品质区划研究[J].中国中药杂志,2016,41(17):3132-3138.

[44] 卢有媛,杨燕梅,马晓辉,等.中药秦艽生态适宜性区划研究[J].中国中药杂志,2016,41(17):3176-3180.

[45] 卢学峰,张胜邦.青海野生药用植物[M].西宁:青海民族出版社,2012.

[46] 罗桑却佩.藏医药选编[M].李多美,译.西宁:青海人民出版社,1982.

[47] 楞本喜盐理.藏区千万舍利[M].兰州:甘肃民族出版社,1993.

M

[48] 马王堆汉墓帛书整理小组.五十二病方[M].北京:文物出版社,1979.

[49] 马成广.中国土特产大全[M].北京:新华出版社,1986.

[50] 孟根达来,Myagmarsuren,Batkhuu,等.麝属动物的分类学研究历史沿革[J].野生动物学报,2018,39(4):966-971.

[51] 马世震,李彩霞,冯海生.暗紫贝母引种驯化及开发利用技术研究[M].西宁:青海民族出版社,2019.

N

[52] 倪朱瑛.本草汇言[M].郑金生,等校.北京:中国古籍出版社,2005.

[53] 南京中医药大学.中药大辞典[M].2版.上海:上海科学技术出版社,2006.

P

[54] 彭敏.青海主要药用野生植物资源分布规律及保护利用对策[M].西宁:青海人民出版社,2007.

[55] 彭红元,陈伟才,张修月.麝的分类研究概述[J].玉林师范学院学报,2010,31(2):66-72.

Q

[56] 青海省药品检验所,青海省藏药研究所.中国藏药[M].上海:上海科学技术出版社,1966.

[57] 《全国中草药汇编》编写组.全国中草药汇编[M].北京:人民卫生出版社,1975.

[58] 青海省药材公司.青海药材[M].西宁:青海人民出版社,1958.

[59] 青海种子植物名录编写组.青海种子植物名录[M].西宁:青海省新闻出版局,1990.

[60] 青海省藏医药研究所,《藏医药经典文献集成》编委会.草本药库之雪域铁围山医学利众院本草药鉴汇集(藏)[M].北京:民族出版社,2005.

[61] 前宇妥·云丹衮波.宇妥本草[M].毛继祖,等译.西宁:青海人民出版社,2016.

[62] 青海省药品监督管理局,青海省药品检验检测院.青海省藏药材标准[M].兰州:甘肃民族出版社,2019.

[63] 青海省生物研究所.青藏高原药物图鉴[M].西宁:青海人民出报社,1972.

[64] 祁迎林,李成智.柴达木盆地药用植物资源及其开发对策[J].草业与畜牧,2008(9):29-31.

R

[65] 任二安.中药鉴定学[M].上海:上海科学技术出版社,1986.

S

[66] 孙思邈.备用千金要方[M].鲁兆麟,主校.沈阳:辽宁科学技术出版社,1997.

[67] 孙思邈.千金翼方校释[M].李景荣,校.北京:人民卫生出版社,2014.

[68] 苏颂.本草图经[M].尚志钧,辑校.合肥:安徽科学技术出版社,1994.

[69] 苏颂.图经本草[M].胡乃长,王致谱,辑注.福州:福建科学技术出版社,1988.

[70] 苏敬.新修本草[M].方林,整理.太原:山西科学技术出版社,2013.

T

[71] 陶弘景.名医别录[M].尚志钧,校.北京:中国中医药出版社,2013.

[72] 唐慎微.证类本草[M].郭君双,校.北京:中国医药科技出版社,2011.

[73] 陶弘景.本草经集注[M].尚志钧,校.北京:人民卫生出版社,1994.

[74] 陶宗仪.南村辍耕录[M].北京:中华书局,1959.

W

[75] 王惠清.中药材产销[M].成都:四川科学技术出版社,2004.

[76] 汪昂.本草备要[M].郑金生,整理.北京:中国医药科技出版社,2019.

[77] 王红旗.山海经鉴赏辞典[M].上海:上海辞书出版社,2012.

[78] 吴普.吴普本草[M].尚志钧,等辑校.北京:人民卫生出版社,1987.

[79] 卫生部药政局.中药材手册[M].北京:人民卫生出版社,1959.

[80] 卫生部.中药学[M].成都:四川人民出版社,1979.

[81] 吴其濬.植物名实图考[M].北京:商务印书馆,1957.

[82] 王昱.青海简史[M].西宁:青海人民出版社,2013.

X

[83] 肖培根.新编中药志[M].北京:化学工业出版社,2002.

[84] 徐国钧.中国药材学[M].北京:中国医药科技出版社,1996.

[85] 徐国钧,何宏贤,徐珞珊,等.中国药材学[M].北京:中国医药科技出版社,1996.

[86] 肖小河,黄璐奇.中药材商品规格标准化研究[M].北京:人民卫生出版社,2016.

[87] 希瓦措.度母本草[M].毛继祖,等译.西宁:青海人民出版社,2016.

[88] 谢宗强.玉树地区掌叶大黄的生态学特性[J].植物分类与资源学报,1999,21(3):323-328.

[89] 徐智玮,贾守宁,赵国福,等.青海沙棘资源调查与产业发展建议[J].中国现代中药,2020,22(9):1453-1457.

Y

［90］杨永昌.藏族志［M］.西宁:青海人民出版社,1991.

［91］杨竞生.中国藏药植物资源考订［M］.昆明:云南科技出版社,2017.

［92］虞之顾.本草乘雅半偈［M］.冷方南,王齐南,校点.北京:人民卫生出版社,1986.

［93］宇妥·元丹衮波.医学四续(又名四部医典)［M］.毛继祖等,译.上海:上海科学技术出版社,2012.

［94］杨昌林.赤芍商品药材调查及品质评价研究［D］.成都:成都中医药大学,2011.

［95］袁栋.续修四库全书［M］.上海:上海古籍出版社,2002.

Z

［96］钟国跃,刘翔.中国藏药资源特色物种图鉴［M］.北京:北京科学技术出版社,2021.

［97］中国科学院《中国植物志》编辑委员会.中国植物志［M］.北京:科学出版社,1990.

［98］中国药学会上海分会.药材资料汇编［M］.上海:科技卫生出版社,1959.

［99］甄权.药性论·药性趋向分类论［M］.尚志钧,辑.合肥:安徽科学技术出版社,2006.

［100］张璐.本经逢原［M］.顾漫,校注.北京:中国医药科技出版社,2011.

［101］张锡纯.医学衷中参西录［M］.北京:人民卫生出版社.2007.

［102］赵靖黄.本草药品实地之观察［M］.樊菊芬,点校.福州:福建科学技术出版社,2006.

［103］张贵君.常用中药鉴定大全［M］.哈尔滨:黑龙江科学技术出版社,1993.

［104］朱世奎,周生文,李文斌.青海风俗尚志［M］.西宁:青海人民出版社,1994.

［105］张天祥.圈养林麝麝香品质评价和影响因素的研究［D］.北京:北京林业大学,2021.

［106］张延明.青海的沙棘资源［J］.中国水土保持,1989(12):39-41.

［107］张伯龙,唐容川.本草问答评注［M］.太原:山西科学教育出版社,1991.

［108］中国医学科学院药物研究所.中药志［M］.北京:人民卫生出版社,1979.

［109］朱震亨.本草衍义补遗［M］.丁立维,竹剑平,校注.北京:中国中医药出版社,2021.

［110］中国科学院西北高原生物研究所.青海经济动物志［M］.西宁:青海人民出版社,1989.

［111］邹寒雁,高承仁,高连元.青海高原本草概要［M］.西宁:青海人民出版社,1993.

致 谢

《青药十八味》为《青海道地药材志》之姊妹篇，是青海省药品检验检测院以"传承精华守正创新"为主线，以保障人民群众健康和用药安全为出发点和落脚点，以全力推进中藏医药事业在传承创新中取得高质量发展为目标，牵头完成的又一"青字号"道地药材实用参考书。本书若能对读者有所裨益，是对全体编著者心血和努力的鞭策与肯定，我们深感荣幸。

本书出版得益于青海省市场监督管理局、青海省药品监督管理局领导的关怀与支持；得益于青海省科学技术厅、青海省林业和草原局、青海省人才工作领导小组办公室的支持与帮助；得益于全国第四次中药资源普查牵头单位技术协助；得益于青海省供销合作社联合社给予种植养殖调研帮助；得益于中国科学院西北高原生物研究所、青海省藏医药研究院、青海省中医院、青海省藏医院、青海师范大学、西安交通大学、青海卫生职业技术学院等单位的前瞻性研究成果共享和技术指导；在种植、生产、经营、使用等环节调研中，得到青海康宁医药连锁有限公司、北京同仁堂健康药业（青海）有限公司、青海仁玮医药公司、青海民生医药有限公司、青海九康中药饮片有限公司、青海雪域中藏药材饮片加工有限公司、青海珠峰虫草药业集团有限公司、青海柴馥有机枸杞公司、大通县青陇中药材种植营销专业合作社、青海省正德农牧开发有限公司等30余家企业通力协作；在药材分布地图制作中，得到青海省地理空间和自然资源大数据中心的专业绘制与协助申报；在自然生境与药用植物影像采集中，得到青海省摄影家协会达洛、樊大新、李双京、张海平、石占果、张纪元、王冀栋、斗改、依加、王国臣、张君峰、付洛、王琦辉、李勇、马海青、李凌、蔡征、毛峻英、许明远、刘成贵、许春潮、江华、何超凡、马军、相金玉、乌·席勒提供帮助；另外，还得到张福海、杨朝慧、韦希斌、苏秀英、张发云、王英、杨守林、赵宏坤、郭全生、冶洪德、李迎科、纪庆慧、刘智令、谭金华、宋小利、包展源、桑杰措等同仁鼎力相助，谨此一并致谢。

特别感谢青海省市场监督管理局党组成员、一级巡视员、青海省药品监督管理局党组书记、局长谢宏敏和青海省林业和草原局副局长、一级巡视员邓尔平为本书作序。

编著者
2023 年 11 月